ÉTUDE STATISTIQUE

DE

52 CAS D'APPENDICITE

OPÉRÉS EN DIX-HUIT MOIS

Par M. le Dr TUFFIER

PAR

Le Dr DUBARRY

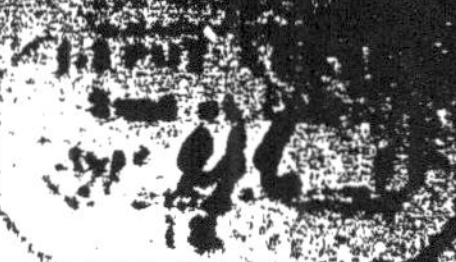

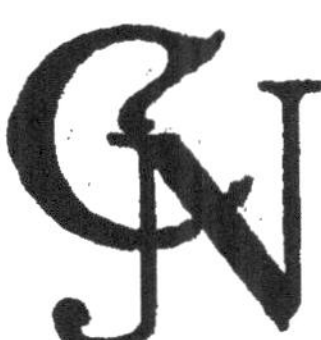

PARIS

Anc. LIBRAIRIE G. CARRÉ ET C. NAUD

C. NAUD, ÉDITEUR

3, RUE RACINE, 3

—

1901

ÉTUDE STATISTIQUE

DE

52 CAS D'APPENDICITE

OPÉRÉS EN DIX-HUIT MOIS

Par M. le Dr TUFFIER

PAR

Le Dr DUBARRY

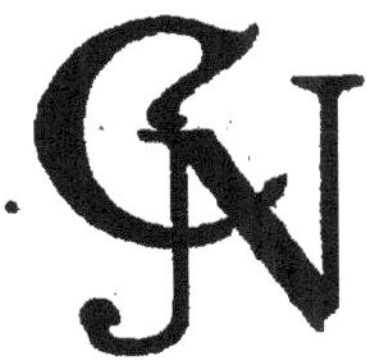

PARIS

ANC.^ne LIBRAIRIE G. CARRÉ ET C. NAUD

C. NAUD, ÉDITEUR

3, RUE RACINE, 3

1901

A LA MÉMOIRE DE MON PÈRE

A MA MÈRE

MEIS ET AMICIS

A MON PRÉSIDENT DE THÈSE

MONSIEUR LE PROFESSEUR DIEULAFOY

PROFESSEUR DE CLINIQUE MÉDICALE
MÉDECIN DE L'HOTEL-DIEU
MEMBRE DE L'ACADÉMIE DE MÉDECINE
COMMANDEUR DE LA LÉGION D'HONNEUR

A MON MAITRE

MONSIEUR LE DOCTEUR TUFFIER

AGRÉGÉ DE LA FACULTÉ
CHIRURGIEN DE L'HOPITAL BEAUJON
CHEVALIER DE LA LÉGION D'HONNEUR

AVANT-PROPOS

Avant d'aborder ce modeste travail, nous considérons comme un devoir très agréable à remplir de témoigner notre gratitude aux maîtres qui nous ont guidé dans nos études médicales.

Qu'il nous soit permis d'adresser ici nos respectueux hommages de reconnaissance à M. le Dr Routier dont l'enseignement, au début de notre stage hospitalier, nous a initié à la pratique si difficile de la gynécologie et de la chirurgie des voies urinaires.

L'année suivante, MM. les Drs Troisier et Tapret, à l'hôpital Lariboisière, nous ont formé à la clinique médicale : nous conserverons le meilleur souvenir de ces maîtres ainsi que de MM. les Drs Touret, Guinon et Jeanselme dont nous avons tour à tour apprécié l'enseignement à l'Hôtel-Dieu dans le service de M. le Pr Proust.

Nous avons fait notre stage obstétrical à l'hôpital de la Pitié, chez M. le Dr Lepage, notre choix ne pouvait être plus heureux.

M. le Dr Nélaton, dans le service duquel nous avons fait fonctions d'externe (1900), par un enseignement clair et précis, nous a familiarisé avec l'étude de la clinique chirurgicale. Il a été pour nous un maître indulgent, nous sommes heureux de le remercier de son extrême bonté. En même temps que ses sages conseils, nous ne saurions oublier les nombreuses preuves d'affectueux intérêt qu'il nous a données.

Enfin, plus immédiatement, cette dernière année, nous avons suivi les leçons de M. le Dr Tuffier. Avoir été son élève sera pour nous le titre dont nous serons le plus fier. C'est avec regret que nous quittons ce maître qui nous a inspiré l'idée de ce travail dont il nous a fourni les observations.

Nous tenons tout particulièrement à exprimer à M. le Dr Desfosses, chirurgien du dispensaire de la cité du Midi, notre sincère reconnaissance pour l'intérêt bienveillant qu'il nous a témoigné pendant le temps trop court passé auprès de lui. Nous le remercions de ses conseils et nous sommes heureux de lui manifester aujourd'hui l'expression de notre vive amitié.

Nous assurons notre profonde sympathie à MM. les Dr Létienne, Terson et Veillard, qui nous ont toujours fait au dispensaire l'accueil le plus cordial.

Que M. Louvet, interne des hôpitaux, veuille bien croire à notre profonde gratitude pour les conseils savants et judicieux qu'il nous a donnés pour composer notre thèse.

Nous adressons à notre éminent maître M. le Pr Dieulafoy nos plus vifs remerciements pour l'honneur qu'il nous a fait en acceptant la présidence de notre thèse.

INTRODUCTION -- HISTORIQUE

Notre intention n'est pas de faire tout au long l'historique du traitement de l'appendicite. Cette question est parmi tous les problèmes modernes, auxquels se sont attachés les médecins et chirurgiens, celle qui a le plus passionné les esprits, soulevé les plus longues discussions. Aujourd'hui encore les auteurs sont loin de se rallier à une même formule. Il suffit de parcourir les comptes rendus de la Société de chirurgie, de la Société médicale des hôpitaux, de l'Académie de médecine, depuis 1890 jusqu'à l'année actuelle, pour voir les dissensions marquées qui partagent encore les médecins et les chirurgiens.

Ne considérant que dans leur ensemble les grandes étapes suivies par cette question, nous pouvons distinguer trois phases à l'histoire du traitement de l'appendicite.

La première phase comprend toute cette longue période antérieure aux travaux de M. le Dr Dieulafoy et de M. Talamon, où l'histoire clinique de la typhlite et de l'appendicite est encore mal démêlée : c'est la phase médicale de l'appendicite pendant laquelle les malades mouraient de péritonite, faute de rapporter celle-ci à sa véritable cause : la lésion appendiculaire.

L'ère de la deuxième période de cette histoire, période chirurgicale, est ouverte par les communications de M. le Pr Dieulafoy à l'Académie de médecine (1896-97). Cet auteur affirme, sur un grand nombre d'observations, que « l'appendicite est du ressort de la chirurgie, qu'il n'y a pas de traitement médical de l'appendicite, que toute appendicite, sitôt diagnostiquée, doit être opérée et guérie ». Ces aphorismes soulevèrent d'abord des tempêtes; ils amenèrent toutefois les sociétés savantes à discuter cette question intéressante par-dessus toutes. En 1899 les longs débats qui eurent lieu à la Société de chirurgie eurent pour effet de mettre en lumière les dangers de la temporisation et les bienfaits de l'opération. La cause était gagnée; la presque unanimité des chirurgiens suivait le mouvement donné par M. le Pr Dieulafoy. Toute appendicite diagnostiquée était traitée d'emblée par l'acte opératoire.

Tout dernièrement, à la séance du 23 janvier 1901, de la Société de chirurgie, M. Poirier est venu signaler un mouvement de réaction contre l'intervention, se déclarant plus partisan que jamais de « l'équation : appendicite = opération ».

« Ce mouvement, dit-il, s'est accentué au cours de la dernière année. Il nous vient d'un certain nombre d'esprits médicaux, et des meilleurs. Plusieurs médecins semblent ne pas dissimuler leur peu de tendance à confier au chirurgien les cas d'appendicite aiguë, et leur retour à la confiance dans le traitement médical. »

Persuadés que les faits ont seuls une valeur, et prouvent contre les plus ingénieuses théories, nous apportons un résumé de 52 observations, représentant les appendicites opérées dans le service de notre maître, M. le Dr Tullier.

Nous tâcherons de mettre en lumière les conclusions qui s'en dégagent en essayant de les interpréter.

L'appendicite étant nettement rangée parmi les affections chirurgicales, est-il des cas que nous ayons intérêt à traiter en deux temps ? Faut-il soumettre d'abord au traitement médical certaines appendicites, et ne les opérer que refroidies ? Ou bien, le diagnostic appendicite étant posé, l'opération doit-elle toujours suivre immédiatement ?

Nous verrons vers quelle ligne de conduite doit nous entraîner l'exposé des faits. Nous entrerons dans quelques points de détail sur le mode d'intervention.

OBSERVATIONS

Observation I

Angèle B..., 36 ans, entrée le 6 février 1900 à l'hôpital Lariboisière, salle Élisa-Roy.

La malade souffre du ventre depuis 4 ans. Au cours de son dernier accouchement, un peu avant la délivrance, elle ressent une vive douleur dans le côté droit. Trois semaines après son accouchement, elle ressent de nouveau des douleurs vives, irradiées aux lombes, à la cuisse droite, accompagnées de nausées et de vomissements. Depuis lors, ces crises se sont fréquemment répétées.

Depuis le 5 octobre 1899, elle a eu trois crises dans l'intervalle desquelles elle accuse de la pesanteur du côté droit.

L'abdomen est gros, présente des varicosités. A la palpation on sent dans la fosse iliaque droite une masse dure, difficile à délimiter, douloureuse à la palpation profonde.

Au toucher vaginal, le cul-de-sac latéral droit paraît effacé.

Opération le 13 *février* 1900.

Incision de Max Schuller et Jalaguier.

On trouve une masse épiploïque indurée, très épaissie, qui est probablement une frange épiploïque hypertrophiée, scléreuse, qui forme une tumeur distincte de l'épiploon.

Résection de cette masse.

Résection de l'appendice qui présente à son extrémité libre un renflement. Il est perméable sur toute sa longueur. Pas de cavité close. La muqueuse est ecchymotique.

Suture en un seul plan. Pas de drainage.

Le 7 mars, la malade quitte l'hôpital guérie.

Observation II

Claire E..., 20 ans, entrée le 22 février 1900 à l'hôpital Lariboisière, salle Élisa-Roy.

Début de l'appendicite remontant à une date difficile à préciser.

On sent une masse dure, douloureuse, avec le maximum au point de Mac Burney.

Opération le 24 février 1900.

On trouve une masse énorme, constituée par l'épiploon épaissi, dans laquelle est logé l'appendice. Il s'écoule du pus de cet appendice. Abcès péri-appendiculaire.

Résection de l'appendice.

Drainage avec des mèches.

La malade quitte l'hôpital trois semaines après, guérie.

Observation III

Femme B..., 15 ans 1/2, domestique. Entrée le 6 mars 1900, à l'hôpital Lariboisière, salle Élisa-Roy.

Réglée à 12 ans, régulièrement, jusqu'à novembre 1899. A cette époque elle a une crise d'appendicite pour laquelle elle est restée un mois dans le service et n'a pas été opérée.

Quinze jours après sa sortie de l'hôpital elle recommence à souffrir constamment d'une douleur diffuse dans le ventre.

Elle entre à l'hôpital.

La douleur est localisée dans la fosse iliaque droite où on sent une tuméfaction et un empâtement très nets.

Opération le 15 mars 1900.

Incision de Max Schuller et Jalaguier.

On trouve un épiploon adhérent que l'on réséque.

Cæcum très adhérent à la fosse iliaque.

Les adhérences sont rompues et on trouve un appendice petit de 3 centimètres de long. La portion terminale est renflée ; la partie moyenne, fibreuse, est le siège d'une perforation.

Résection de l'appendice.

Guérison au bout de 3 semaines.

OBSERVATION IV

Marguerite C..., 29 ans, couturière, entrée à l'hôpital Lariboisière, salle Élisa-Roy, le 17 avril 1900.

Bien portante jusqu'à 16 ans.

Entre à cette époque à Lariboisière, pour une entérite mucomembraneuse.

Quitte le service un mois après, bien améliorée.

Le 10 mars 1900, la malade est prise brusquement de douleurs intenses dans la fosse iliaque droite, qui disparaissent pendant quelques jours puis réapparaissent.

La malade entre à l'hôpital le 17 avril. On a dans la fosse iliaque droite la sensation d'une masse douloureuse à la pression, surtout au point de Mac Burney. Glace sur le ventre. Les douleurs diminuent.

Opération le 5 *mai.* — Analgésie à la cocaïne.

Incision latérale.

On trouve un appendice légèrement fluctuant et un peu congestionné.

Section au thermocautère.

Suture de la paroi en un plan. Pas de drainage.

La malade quitte le service le 23 mai complètement guérie.

OBSERVATION V

Louise L...., 49 ans, entrée le 14 mai 1900 à l'hôpital Lariboisière, salle Élisa-Roy.

Douleurs dans le côté droit, ayant débuté en mars, sans constipation, sans ballonnement du ventre, sans vomissements. État général bon.

A l'examen, point de Mac Burney, net. Pas de défense musculaire, pas d'empâtement.

Opération le 18 *mai*. — Analgésie à la cocaïne.

Incision latérale.

On tombe sur des adhérences qui fixent l'appendice de toutes parts. Celui-ci est coudé, long, grêle, peu enflammé.

Section au thermocautère.

Encapuchonnement du moignon.

Suture en deux plans.

L'appendice est transformé en un cordon scléreux, perméable dans son quart interne.

Guérison.

Observation VI

Marie G..., 55 ans, papetière, entrée le 17 juin 1900 à l'hôpital Lariboisière, salle Élisa-Hoy.

Le 6 *juin*, la malade est prise de frissons avec fièvre et douleur généralisée dans tout l'abdomen. Peu à peu la douleur diminue et se localise dans le flanc droit. Pas de vomissements.

Elle entre à l'hôpital le 17 juin.

Douleur au point de Mac Burney.

Pas de vomissements, pas de température.

Pouls normal.

Opération le 26 *juin* (éther).

Incision classique.

On trouve l'appendice adhérent de toutes parts. La libération est difficile.

Résection de l'appendice.

Suture en un seul plan. Drainage.

L'appendice est scléreux, petit. Il ne contient pas de corps étranger. Pas de pus.

Guérison.

OBSERVATION VII

Nelly F..., 20 ans, entrée le 22 juin à l'hôpital Lariboisière, salle Élisa-Roy.

A l'âge de 18 ans, la malade a été prise de douleurs brusques dans la fosse iliaque droite, avec vomissements. La crise a duré 6 jours, pendant lesquels on a appliqué de la glace sur le ventre. La malade continue à avoir des douleurs sourdes dans cette région, et reste constipée.

Il y a deux mois, la malade est reprise d'une crise survenue dans les mêmes conditions que la première. Elle s'alite pendant un mois. Son état ne s'améliorant pas, elle entre à l'hôpital.

A l'examen, vive douleur au point de Mac Burney. On ne perçoit pas d'empâtement.

Opération le *26 juin* (éther,.

Incision classique.

On tombe sur des anses intestinales adhérentes. Cæcum très distendu.

Adhérences de l'appendice de toutes parts.

Résection de l'appendice.

Suture de la paroi en un plan.

Trois semaines après la malade sort guérie.

OBSERVATION VIII

Femme G..., 16 ans, couturière, entrée le 29 juin à l'hôpital Lariboisière, salle Élisa-Roy.

Il y a six mois, la malade est prise brusquement dans le flanc droit de douleurs qui durent une journée puis disparaissent pour revenir deux jours après. Pas de fièvre, pas de ballonnement du ventre, pas de vomissements. Un peu de constipation.

Depuis lors, la malade souffre toujours du côté droit. Elle a des crises qui sont devenues plus intenses ces temps derniers.

A l'examen, douleur nettement localisée au point de Mac Burney.

Pas d'empâtement, légère défense de la paroi. On trouve du gargouillement.

Opération le 10 *juillet*. — Analgésie à la cocaïne.

Incision classique.

Ablation de l'appendice qui contient un corps étranger.

Guérison.

OBSERVATION IX

Femme M..., 35 ans, domestique, entrée à l'hôpital Lariboisière, salle Élisa-Roy, le 25 juillet 1900.

Il y a 4 ans, la malade a subi une hystérectomie.

Depuis 2 ans la malade dit souffrir du ventre et localise sa douleur principalement dans la fosse iliaque droite.

Depuis 2 mois ces douleurs se sont accentuées. Elles débutent brusquement sans cause appréciable. Nausées.

Actuellement le ventre est douloureux, un peu ballonné.

Opération le 26 *juillet*. — Analgésie à la cocaïne.

Incision classique.

On trouve un intestin rouge, distendu, avec liquide dans le ventre.

L'appendice est rouge, augmenté de volume, adhérent sur la moitié de son étendue.

Extirpation de l'appendice.

Celui-ci, examiné, est rouge, augmenté de volume. La section ne présente rien de particulier, sinon qu'en un point situé à son tiers externe on fait, à la pression, sourdre un pus jaunâtre.

Le lendemain, vomissements verdâtres. Le ventre se ballonne de plus en plus. Température 39°.

La malade a deux crises de mal comitial et meurt le 1er juillet 1900.

A l'autopsie on trouve la cavité péritonéale remplie de pus.

Observation X

Augustine P..., 19 ans, entrée le 10 octobre 1900 à l'hôpital Lariboisière, salle Élisa-Roy.

Le 5 octobre, la malade est prise brusquement d'une douleur vive dans la fosse iliaque droite. Deux heures après, les vomissements apparaissent et continuent les jours suivants. Pendant 3 jours, douleurs abdominales très vives.

Glace sur le ventre.

La malade entre à l'hôpital le 10.

Fièvre, langue saburrale. Dans la fosse iliaque droite, masse volumineuse, péricæcale, de la largeur de la main. On ajourne l'intervention pour opérer à froid.

Le 17 octobre, l'empâtement péritonéal diminue graduellement. L'état général redevient bon, le ventre moins douloureux.

Le 25 octobre, il ne reste qu'un noyau de la largeur de deux doigts.

Opération le 26 octobre. — Analgésie à la cocaïne.

Incision classique.

On tombe sur des adhérences péritonéales donnant lieu à un gâteau qui englobe le cæcum, l'appendice et les anses grêles.

Décollement pénible.

A la partie moyenne de l'appendice se trouve un point sphacélé, point de départ de l'infection.

Résection de l'appendice. Drainage.

Trois semaines après, la malade sort guérie.

Observation XI

Berthe G..., 15 ans, entrée à l'hôpital Lariboisière, salle Élisa-Roy, le 25 octobre.

Il y a six semaines, la malade est prise brusquement de douleurs violentes dans la moitié droite de l'abdomen, avec fièvre et vomissements qui continuent les jours suivants. Elle reste au lit 15 jours. Peu à peu le ventre qui était ballonné diminue et devient moins sensible.

A son entrée à l'hôpital, il existe dans la fosse iliaque un noyau douloureux. On diffère l'intervention à cause de la présence de 5 grammes d'albumine dans les urines.

Régime lacté.

Le 15 novembre, on ne sent plus rien d'anormal dans la fosse iliaque.

Opération le 18 *novembre* 1900. — Analgésie à la cocaïne.

Incision classique.

Appendice difficile à atteindre, ascendant et postérieur. Il est très adhérent à la paroi postérieure du cæcum et difficilement décortiqué. Il contient un corps étranger à sa partie moyenne.

Section de l'appendice.

Suture de la paroi en trois plans.

Le 6 décembre, la malade sort guérie.

OBSERVATION XII

Ernestine L...., 15 ans, entrée à l'hôpital Lariboisière, salle Élisa-Roy, le 26 novembre 1900.

La malade a eu trois crises d'appendicite, la 1re en octobre 1899, la 2e en mars 1900, la 3e en octobre 1900. Jamais de fièvre, pas de vomissements. Actuellement la malade est constipée.

A son entrée à l'hôpital, la palpation de l'abdomen réveille une douleur avec maximum d'intensité au point de Mac Burney.

Opération le 5 *décembre* 1900. — Analgésie à la cocaïne.

Incision classique.

On trouve l'appendice ascendant à la face interne du cæcum et adhérent à cet organe. On le décortique.

Section de l'appendice.

DESSART.

2

Suture de la paroi. Drainage.

L'appendice est fibreux dans sa partie attenante au cæcum et présente deux grosseurs successives, du volume d'un pois chacune, à son extrémité libre.

Trois semaines après, guérison.

OBSERVATION XIII

Éva Q..., 15 ans, brodeuse, entrée le 7 décembre 1900 à l'hôpital Lariboisière, salle Élisa-Roy.

Le 4 *décembre* 1900, la malade est prise brusquement d'une douleur dans la fosse iliaque droite, avec vomissements alimentaires et fièvre. Les vomissements sont de courte durée ; la douleur est réveillée au moindre frôlement.

Quand la malade entre à l'hôpital, elle n'a plus de fièvre, plus de vomissements, presque plus de douleur. A la palpation on sent néanmoins un boudin appendiculaire cylindrique, sensible.

Opération le 14 *décembre* 1900. — Analgésie à la cocaïne. Incision classique.

A l'ouverture du péritoine, on trouve le grand épiploon adhérent à l'appendice. Celui-ci est gangrené et perforé à son extrémité. Il a 10 à 12 centimètres de longueur.

Section de l'appendice.

Guérison.

OBSERVATION XIV

Marie S...., 46 ans, cuisinière, entrée le 10 mars 1901 à l'hôpital Beaujon, salle Jarjavay.

Début de la crise le 3 mars. Douleur dans la fosse iliaque droite, vomissements, diarrhée d'abord, puis constipation.

La malade entre à l'hôpital Beaujon le 10 mars ; température, $37°,6$; pouls à 80.

Le ventre est légèrement ballonné ; on sent une masse volumineuse descendant jusqu'au pubis, ne dépassant pas en dedans la ligne médiane et limitée en haut par une horizontale menée par l'ombilic. La palpation profonde provoque une grande douleur.

Opération le 12 mars. — Analgésie intra-arachnoïdienne.

Incision de 11 centimètres descendant jusqu'au pubis.

On trouve partout de minces adhérences.

Le foyer a le volume du poing ; il est situé dans la fosse iliaque droite. Il envoie des prolongements en bas dans le bassin, en haut derrière le côlon ; il renferme un pus grisâtre, fétide. L'appendice est ramené par le doigt en deux fragments ; on ne fait pas de ligature.

Suture en un plan. Cinq mèches dans différentes directions.

Suites opératoires. — 13 *mars.* — Pouls plein, 96. Température, 37°,2. Langue bonne. La malade a rendu des gaz.

14 *mars.* — On enlève les mèches. État excellent.

20 *mars.* — La suppuration disparaît.

7-13 *avril.* — Légère poussée de pneumonie.

La plaie est complètement fermée.

23 *avril.* — La malade quitte l'hôpital guérie.

Observation XV

Louise B..., 17 ans, femme de chambre, entrée à l'hôpital Beaujon le 13 mars 1901.

Il y a 3 ans, la malade est prise subitement de coliques, le matin au réveil ; elle avait eu des nausées, et un peu de fièvre la nuit précédente. L'abdomen reste douloureux pendant huit jours, avec des nausées, des vomissements, de la constipation, de l'élévation de température. Peu à peu ces symptômes s'atténuent et 15 jours après la malade reprend son travail.

Réglée à 16 ans. Pendant ces trois années, état général excellent.

Le *vendredi* 1er *mars* 1901, Louise B... est prise de douleurs abdominales, surtout marquées au niveau du flanc droit. Ces douleurs augmentent graduellement d'intensité. Bientôt apparaissent des vomissements. Constipation absolue. Dans la nuit du vendredi au samedi, insomnies, nausées.

Le samedi 2 mars, la malade se lève, essaye de manger, mais en vain.

Le dimanche 3, la malade reste couchée : les douleurs se localisent bien à la fosse iliaque droite. Constipation. Inappétence absolue.

Mardi 5. — Purgation.

Jeudi 7. — Deuxième purgation. Les règles apparaissent. Depuis ce jour, elle n'est pas allée à la selle.

Mercredi 13 mars. — La malade entre à l'hôpital Beaujon.

Examen. — Toute la fosse iliaque droite est très douloureuse à la palpation. Le cæcum renferme quelques gaz. Diminution de la douleur du côté de l'ovaire et du foie. La langue est blanche, épaisse. Temp. 37°. Dans la journée, la malade est reprise de vomissements.

Opération le 14 *mars.* — Analgésie à la cocaïne.

Incision le long du bord externe du grand droit de l'abdomen.

On trouve un appendice très long, de 12 à 15 centimètres, se coudant brusquement, puis remontant derrière un repli péritonéal, fuyant derrière le cæcum dans une fossette préparée.

Adhérences très résistantes.

Section de l'appendice.

Suites opératoires, le 15 *mars*: état général satisfaisant. Temp. 38°. La malade a émis des gaz par l'anus.

16 *mars* et jours suivants. — Rien à signaler, pas de température.

30 *mars.* — La malade quitte l'hôpital guérie.

OBSERVATION XVI

(*Appendicite. — Arthrite bilatérale du genou.*)

Blanche M..., 35 ans, femme de chambre. Entrée à l'hôpital Beaujon le 7 mai 1901.

La malade entre à l'hôpital pour douleurs dans la fosse iliaque droite.

Antécédents personnels. — 3 enfants, le dernier a 10 ans. Elle avait eu quelques douleurs dans la fosse iliaque droite lors de sa dernière grossesse, mais elle n'y prêta aucune attention : en tous cas, il n'y a eu pendant ces dix dernières années aucun symptôme capable d'attirer l'attention. Jamais de fausse couche. Toujours bien réglée, mais pertes blanches de tout temps très abondantes. La malade n'a jamais eu de douleurs en urinant, elle n'a jamais souffert du ventre. L'appétit était bon, pas de constipation.

Dernières règles : 3 avril 1901. Quatre jours après, la jambe gauche devient douloureuse. Ces douleurs se localisent à l'articulation du genou, la malade les attribue aux légères varices qu'elle a.

Le 26 avril, légère diarrhée. La malade prend une purgation.

Dans la nuit du 27 au 28, légères coliques, douleurs lancinantes généralisées dans tout l'abdomen. Pas de vomissements, pas de nausées.

Le 28 avril, la malade veut manger. Les douleurs un instant calmées reparaissent plus fortes. Le ventre n'est pas ballonné. La malade s'alite et se met d'elle-même au régime lacté.

A ce moment, douleurs dans le membre inférieur droit.

Le 1er mai, la douleur devient franchement localisée à la région iliaque droite, irradiée vers les reins. Quelques accès de fièvre.

Entrée le 7 mai à l'hôpital. L'examen fait voir un empâtement énorme dans toute la région de la fosse iliaque droite, affleurant la peau, remontant au-dessus de la ligne ilio-ombilicale. Douleur vive au point de Mac Burney.

Au toucher, on trouve les culs-de-sac libres. L'utérus est presque immobilisé par cette masse. L'examen des membres inférieurs montre que les deux articulations du genou sont prises. Épanchement articulaire plus abondant à droite qu'à gauche. Temp. 37,8.

Les 7, 8 et 9 mai, régime lacté, glace sur le ventre.

Le 10 mai, **opération.** — Analgésie à la cocaïne.

Incision classique. Œdème de la paroi. Avec la sonde canneblée on arrive sur des adhérences au-dessous desquelles on trouve un pus crémeux, grisâtre, épais, à peu près le contenu d'un verre à bordeaux.

Appendice peu adhérent, on l'enlève facilement au thermo-cautère.

On touche le fond de la plaie avec une mèche imbibée de teinture d'iode. Drainage.

Suites opératoires. — Rien à noter. Pas de température. Suppuration cesse le 25 mai.

Sortie de l'hôpital, guérie, le 6 juin.

Observation XVII

Elvire B..., 25 ans, ménagère, entrée le 18 mai 1901 à l'hôpital Beaujon, salle Jarjavay.

Première crise en mai 1900.

Le 15 mai dernier, la malade est prise de douleurs brusques nettement localisées au côté droit. Vomissements, diarrhée, fièvre. A son arrivée à l'hôpital, le 18 mai, les symptômes paraissent s'être atténués.

Examen. — Le ventre est légèrement ballonné. On constate de la contracture des muscles abdominaux du côté droit.

La fosse iliaque est occupée par un empâtement diffus avec crépitation péritonéale. Douleur nette au point de Mac Burney.

Opération le 25 mai. — Analgésie à la cocaïne.

Incision de 10 centimètres le long du bord externe du muscle grand droit.

Une fois le péritoine incisé on trouve une grosse masse dans la partie profonde de la fosse iliaque rétro-cæcale.

Pour l'aborder on se décide à refermer l'incision première et à la prolonger en bas et à droite sur une longueur de 4 à 5 centimètres.

On décolle le péritoine et on arrive sur une collection suppurée siégeant nettement entre le fascia iliaca et le cæcum.

Drainage. Mèches.
Trois semaines après, guérison.

OBSERVATION XVIII

Juliette P..., 29 ans, infirmière, entrée le 4 juin à l'hôpital Beaujon.

Antécédents personnels. — Jamais d'enfants, pas de fausse couche. La malade est bien réglée, pertes blanches peu abondantes.

C'est la troisième crise, la malade ne peut préciser la date exacte de la première. La crise dura quatre jours. Il n'y eut pas de vomissements.

La deuxième fois, la malade fut prise, il y a environ 5 mois, de douleurs dans le ventre, de nausées ; pas de vomissements. Le ventre était ballonné. Durée deux jours.

Le 4 *juin* dernier, à midi, au moment du déjeuner, la malade, qui n'avait rien observé d'anormal la nuit précédente, est prise brusquement d'une douleur vive localisée du côté droit. Cette douleur est si violente qu'on est obligé de la coucher.

Beaucoup de nausées, pas de vomissements. Le soir on lui fait une piqûre de morphine. Applications de glace sur le ventre. La nuit se passe sans sommeil.

Examen. — La palpation détermine de la douleur dans toute la moitié droite de l'abdomen, avec un maximum bien net au point de Mac Burney.

Empâtement léger. Défense musculaire. La percussion donne une sonorité remontant au-dessus de la ligne ilio-ombilicale.

La malade est constipée depuis trois jours. Langue sèche avec dépôt épais. Temp. 37,4.

Opération le 5 *juin*. — Anesthésie au chloroforme.
Incision classique.
On trouve un peu de liquide ascitique dans le péritoine.
Résection de l'appendice. Suture de la paroi abdominale en deux plans.

6 *juin*. — Temp. 37,2. La malade va bien.
Guérison.

Observation XIX (Personnelle)

Gabrielle P..., 14 ans, entrée à la clinique de la Cité du Midi
le 26 novembre 1900.

Le 28 *octobre* 1898, la malade ressent brusquement des douleurs
violentes dans la fosse iliaque droite. Traitement médical. Atténuation de la douleur et, quatre jours après, disparition de tout symptôme.

Gabrielle P... est réglée quelques mois après.

Le 24 *octobre* 1900, nouvelle crise très violente avec perte de
connaissance et vomissements. Le traitement médical atténue légèrement l'état aigu, mais la malade continue à souffrir par intervalles, les vomissements reviennent souvent et un mois après elle
rentre à la clinique.

A la palpation profonde, douleur provoquée, très nette et très
localisée au point de Mac Burney.

Opération le 28 *novembre* 1900. — Analgésie à la cocaïne.
Incision classique.

Résection de l'appendice.

Suture en étages de la paroi abdominale.

Suites opératoires excellentes, la malade revient nous voir six
mois après dans un état de santé parfaite.

Observation XX (Personnelle.)

Suzanne L..., 14 ans, entrée à la clinique de la Cité du Midi le
10 décembre 1900.

A l'âge de 11 ans, la malade se plaignait de coliques fréquentes,
de constipation opiniâtre.

Au mois d'août 1900, fièvre typhoïde.

Le 20 novembre 1900, la malade est prise brusquement, dans la rue, d'une douleur violente dans la fosse iliaque droite. Elle est obligée de s'aliter ; traitement médical.

Ces douleurs persistant, la malade rentre à la clinique le 10 décembre. Elle présente une douleur très nette au point de Mac Burney, de la contracture musculaire, de l'hyperesthésie de la fosse iliaque droite, constipation, pas de vomissements.

Opération le 11 décembre. — Analgésie intra-arachnoïdienne. Incision classique.

On trouve l'intestin adhérent au-dessous du péritoine. Partout des adhérences péritonéales des anses intestinales entre elles.

Élargissement de l'orifice : la cavité abdominale est détergée avec des tampons de gaze.

Toute la région péri-appendiculaire est le siège d'une péritonite à fausses membranes, minces, agglutinant les anses intestinales.

L'appendice est isolé.

Application à sa base d'une ligature au catgut, section de l'appendice.

Suture en étages de la paroi abdominale.

Suites opératoires. — 24 heures après l'opération, la malade a 3gr.5. La température revient à la normale le lendemain pour s'y maintenir les jours suivants. La guérison se fait sans incidents.

OBSERVATION XXI (Personnelle)

Marie H...., 16 ans, entrée à la clinique de la Cité du Midi le 26 janvier 1901.

La malade, prise subitement d'une violente douleur dans la fosse iliaque droite, entre à l'hôpital Beaujon en juillet 1900. Elle est prise de vomissements fréquents, avec fièvre, constipation. Douleur intermittente au point de Mac Burney.

Cette première crise disparaît avec le traitement médical.

Au mois de janvier 1901, rechute. Douleur brusque, intense, vomissements.

Opération le 28 *janvier* 1901 à la clinique de la Cité du Midi. Analgésie intra-arachnoïdienne.

Incision oblique de 10 à 12 centimètres en avant de l'épine iliaque antérieure et supérieure.

Adhérences péritonéales.

L'orifice est élargi ; la cavité explorée avec l'index.

L'appendice recherché, adhérent dans toute sa longueur, est isolé. Ligature à sa base au catgut. Section de l'appendice au thermocautère.

L'examen de l'intestin fait voir une perforation intestinale.

Suture intestinale au niveau du cæcum.

L'abdomen est refermé. Suture en étages de la paroi.

Drainage.

Suites opératoires. — Le 29, la malade est prise de vomissements, pouls à 96.

Les vomissements continuent le 30 janvier.

Faciès altéré, pouls à 88.

Deux jours après, amélioration sensible.

La malade mange avec appétit.

Elle est envoyée à l'hôpital Beaujon.

Le drain laissé dans la plaie donne issue à du pus abondant, d'odeur fétide ; il n'y a pas de fistule stercorale.

Sortie de Beaujon le 24 février 1901. Guérison complète.

 observation XXII (Personnelle)

Yvonne D..., 10 ans, entrée à la clinique de la Cité du Midi le 31 mars 1901.

Bronchite à l'âge de 3 ans. Depuis lors, la malade tousse fréquemment : accès de fièvre fréquents.

Première crise le 31 juillet 1900. Vomissements, constipation, fièvre légère, douleur vive au point de Mac Burney. Durée 11 jours. Traitement médical.

Deuxième crise plus violente que la première le 12 mars. A son entrée à la clinique, le 31 mars, les vomissements, très abondants, sont verdâtres et porracés. Ils cèdent bientôt au repos au lit avec glace sur le ventre et diète.

Opération le 12 avril. — Anesthésie par l'éther.

Incision classique.

Ouverture du péritoine. Il y a des adhérences du cæcum à la portion postéro-latérale de la paroi abdominale. L'appendice fixe la face postérieure du cæcum à la cavité abdominale postérieure; l'adhérence de l'appendice au cæcum est très intime.

On sectionne l'appendice près de la base et on le libère; on ne fait aucune ligature sur le méso-appendice, il n'y a pas d'hémorragie.

Tamponnement de la plaie. Suture de la paroi.

Une grande partie de l'appendice est transformée en un cordon dur; la partie terminale se présente sous forme d'une petite tumeur du volume d'une noisette formant cavité close et qui est le siège d'une folliculite intense.

Guérison sans incidents.

Observation XXIII

Bernard C..., 27 ans, entré à l'hôpital Lariboisière, salle Chassaignac, le 5 janvier 1900.

Le 20 octobre 1899, le malade est pris, vers 5 heures de l'après-midi, de douleurs qui se généralisent vite à tout l'abdomen. Le soir même le malade est pris de fièvre : il a des vomissement alimentaires et bilieux, et de la diarrhée.

Après 15 jours, les douleurs se localisent au flanc droit. Elles durent environ deux semaines. Pendant cette période, plus de vomissements : constipation.

On porte à ce moment le diagnostic d'entéro-colite avec appendicite consécutive.

Depuis la fin de novembre le malade a de temps à autre des coliques de faible intensité.

Le 5 janvier, à son entrée, on ne constate au palper aucune

tuméfaction dans la région cæcale. On ne provoque pas de douleurs par la palpation profonde. Le malade va bien à la selle, il a bon appétit.

Température 37°. Pouls 72.

Opération, le 11 *janvier* 1900.

Incision classique.

On trouve des adhérences.

L'appendice est petit, oblitéré en totalité.

Résection de l'appendice. Pas de drainage. Suites opératoires normales.

Le malade part le 2 *février* 1901, guéri.

Observation XXIV

Ernest J..., 33 ans, doreur, entré le 5 janvier 1900 à l'hôpital Lariboisière, salle Chassaignac.

Il y a un an, le malade semble avoir eu une attaque de coliques de plomb. Les douleurs étaient généralisées à tout l'abdomen et surtout péri-ombilicales. Pendant ces crises douloureuses, le ventre était très dur: vomissements alimentaires, constipation.

Deuxième crise cinq mois après: durée deux à trois jours.

En *décembre* 1899, le malade est pâle: il a l'aspect d'un saturnin: léger liséré gingival.

Le 17 *décembre*, après un repas abondant, il est pris de douleurs abdominales qui prédominent dans la fosse iliaque droite. Pendant la crise qui dure 15 heures, constipation absolue, vomissements alimentaires, bilieux.

Depuis le 18 *décembre*, le malade éprouve continuellement une sensation de pesanteur dans la fosse iliaque droite et la région hypogastrique. La constipation persiste.

A l'examen, on constate que le ventre est un peu ballonné. A la palpation, on trouve une tuméfaction notable au point de Mac Burney, douloureuse à la pression. Elle est sonore à la percussion.

Toucher rectal négatif.

Le 6 janvier, on donne au malade deux purgatifs.

Le 8 janvier, la tuméfaction sous-cæcale persiste : elle est moins douloureuse que les jours précédents.

Le 9 janvier, la tuméfaction a disparu.

Opération le 11 janvier 1900.

Incision sur le bord externe du grand droit.

On se trouve en présence d'un magma caséeux très épais occupant la fosse iliaque ; et, au milieu d'adhérences épaisses, on trouve l'angle iléo-cæcal et la terminaison de l'iléon abaissée.

L'appendice est perforé à sa partie moyenne.

Il est libéré de ses adhérences et sectionné.

Drainage.

Suites opératoires :

Le 12, température 38°.

Le 13, le malade est très abattu, il ne rend pas de gaz par l'anus, pas de vomissements, le ventre n'est pas ballonné, pas douloureux. Température 37°,6.

Les jours suivants, les forces se relèvent, l'état général s'améliore et le 16 février 1900 il sort guéri.

OBSERVATION XXV

Joseph T..., 29 ans, entré à l'hôpital Lariboisière, salle Chassaignac, le 13 janvier 1900.

Le malade est amené d'urgence à l'hôpital. Il souffre de douleurs généralisées à tout l'abdomen, mais plus accusées du côté droit. Ces douleurs sont intenses, ressemblant à des coliques, s'irradiant vers l'épigastre et dans les lombes.

Il n'y a pas eu de vomissements. Le malade accuse une constipation opiniâtre.

A l'examen le ventre n'est pas ballonné. A la palpation, il est souple, sans défense musculaire, sans hyperesthésie cutanée. On sent comme un empâtement dans la région cæcale.

Après quelques jours, la tuméfaction a beaucoup diminué. Douleur persiste au point de Mac Burney.

Opération le *18 janvier.*

Incision latérale.

On trouve des adhérences et on amène au dehors une masse indurée comprenant le cæcum, l'épiploon, l'appendice.

Ce dernier est isolé difficilement et sectionné. Il est dilaté et très congestionné.

Drainage.

Suites opératoires normales. Il sort guéri le 6 février.

OBSERVATION XXVI

Noël G..., 15 ans, entré le 22 février 1900 à l'hôpital Lariboisière, salle Chassaignac.

Première crise il y a six mois, caractérisée par une douleur brusque dans la fosse iliaque droite ; douleur bien localisée et sans diffusion dans l'abdomen. Pas de ballonnement. Pas de vomissements. Pas de constipation. Les douleurs persistent trois jours, puis disparaissent.

Deuxième crise : les premiers jours de janvier 1900. Douleur iliaque droite, sans vomissements, sans constipation : durée trois jours. Le malade entre alors à l'hôpital des Enfants-Malades, chez M. Lannelongue ; il n'y reste que quatre jours ; ses douleurs ont entièrement disparu.

Le 22 *février*, il entre à Lariboisière. Le malade ne souffre plus, pas de constipation, appétit bon. Température normale, pouls bon. Douleur reste au point de Mac Burney.

Rien à la palpation.

Opération le 3 *mars* 1900.

Incision sur le bord externe du grand oblique.

Entre l'appendice qui est perforé, et le cæcum, existe un abcès assez volumineux au milieu de fongosités.

Résection de l'appendice.

Drainage.

L'appendice est oblitéré dans son tiers externe.

Suites opératoires : pansement quotidien.

Pas de fièvre. État général bon.

Le 28 mars le malade sort guéri.

OBSERVATION XXVII

X...., 33 ans, entré le 6 février 1900 à l'hôpital Lariboisière, salle Chassaignac.

Dans les premiers jours de février 1899, le malade est pris de douleurs abdominales vagues : état saburral pendant quelques jours.

Le 1ᵉʳ juillet 1899, le malade est pris dans la journée de douleurs abdominales généralisées qui, après trois jours, se localisent dans la fosse iliaque droite.

Nausées, vomissements muqueux et bilieux pendant trois jours. Arrêt des matières et des gaz pendant 36 heures. Pas de fièvre.

Le 4 février 1900, douleur brusque survenant d'emblée dans la fosse iliaque droite, avec nausées, mais pas de vomissements. Le malade entre à l'hôpital deux jours après le début de la crise.

État actuel : Pas de douleur spontanée, pas de vomissements. Constipation. Le ventre n'est pas ballonné. La pression réveille une douleur dans la fosse iliaque droite. On a la sensation d'un empâtement profond, mal limité. Température : 38°,5.

Traitement au début : repos, diète, glace sur le ventre.

Le deuxième jour la température tombe à 37° et se maintient à ce niveau.

L'état du malade reste stationnaire jusqu'au 2 mars.

Le 2 mars la température s'élève un peu : 37°,6. On ne sent plus d'empâtement dans la fosse iliaque droite.

Opération le 3 mars 1900.

Incision classique.

L'appendice est adhérent. Abcès péri-appendiculaire au milieu de fongosités.

Résection de l'appendice. Drainage.
L'appendice est oblitéré dans son tiers externe.
Le malade quitte l'hôpital le 25 mars, complétement guéri.

Observation XXVIII

X..., entré le 6 mars 1900 à l'hôpital Lariboisière, salle Chassaignac.

Homme bien portant, sans antécédents. Il est pris brusquement le samedi d'une douleur dans la fosse iliaque droite. Cette douleur, fixe, augmente jusqu'au lundi.

Constipation.

Température normale, pouls bon.

Examen : douleur à la pression dans la fosse iliaque droite. Pas d'empâtement.

Opération le 8 mars.

Incision classique.

On trouve un appendice très congestionné, rouge, adhérent surtout par ses extrémités à l'épiploon.

Résection de l'appendice. Drainage.

Suites opératoires normales.

Le malade sort guéri le 5 avril.

Observation XXIX

X..., 18 ans, entré le 1ᵉʳ avril 1900 à l'hôpital Lariboisière, salle Chassaignac.

Depuis deux ans, la malade a eu quatre crises d'appendicite.

Le 1ᵉʳ mars 1900, le malade est pris de douleurs dans la fosse iliaque droite. Constipation. Vomissements. Il entre à l'hôpital et en sort 12 jours après sans être opéré.

Pendant 10 jours, état général bon.

A la fin de mars, la constipation réapparaît, avec douleurs plus fortes que précédemment.

A son entrée à l'hôpital on constate une douleur bien nette au point de Mac Burney. Constipation. Température 37°,6.

Langue saburrale. Pas d'appétit, pas de vomissements.

Opération le 3 *avril*.

Incision classique.

On tombe sur des adhérences péritonéales qui brident et cordent l'appendice qui est oblitéré.

Résection de l'appendice.

Le malade sort guéri le 22 avril.

Observation XXX

X..., 45 ans, entré le 6 avril 1900 à l'hôpital Lariboisière, salle Chassaignac.

Le malade a été pris, il y a trois semaines, de coliques siégeant autour de l'ombilic. Une heure après, vomissements alimentaires, bilieux.

Le lendemain il n'y a plus que de la douleur qui disparaît d'elle-même au bout de 3 jours.

État actuel : le palper ne réveille aucune douleur. On sent un cordon dur dans la fosse iliaque droite.

Pouls 60. Température normale.

Opération le 7 *avril*. — Incision sur le bord externe du grand droit.

Découverte laborieuse de l'appendice.

L'appendice, tiré en dehors, laisse voir un abcès très fétide, péri-appendiculaire et péricæcal. On trouve au milieu de débris une coquille d'œuf.

Section de l'appendice. Drainage.

Suture de la paroi en un plan.

Suites opératoires : suppuration fétide jusqu'au 27.

Le 5 mai, le malade sort guéri.

Observation XXXI

X..., 40 ans, entré le 9 avril 1900 à l'hôpital Lariboisière, salle Chassaignac.

DUBARRY.   3

Il y a trois jours, le malade se réveille avec des coliques, et une douleur dans la fosse iliaque droite. Il vomit ensuite.

A son entrée à l'hôpital, pas de température. Douleur nette au point de Mac Burney. Pas de vomissements. Ventre un peu ballonné; diarrhée.

Le malade dit qu'il a eu des coliques de plomb, il a le liséré, mais les douleurs qu'il accuse maintenant sont différentes.

Le pouls est bon.

Le malade est traité d'abord dans un service de médecine, puis entre le 9 avril à la salle Chassaignac.

Température normale. Pouls bien frappé. Les phénomènes abdominaux sont les mêmes que ceux des jours précédents.

Opération le 13 *avril* par M. Auvray.

Incision latérale.

A l'ouverture du péritoine on trouve du pus.

L'appendice oblitéré est extrêmement petit. Il est perforé à son extrémité.

Résection de l'appendice. Drainage.

Le lendemain, 16 *avril*, température 39°. Pouls petit. Vomissements.

Le malade meurt le soir même.

Observation XXXII

Louis H..., 34 ans, employé, entré à l'hôpital Lariboisière, salle Chassaignac, le 14 mai 1900.

Antécédents héréditaires. — Quatre frères morts jeunes (tuberculose pulmonaire et méningite).

Antécédents personnels. — A 30 ans, le malade commence à souffrir de douleurs de ventre très fréquentes qu'accompagne une constipation opiniâtre. Il ne va à la selle que grâce à des purgatifs ou à des lavements.

A 32 ans, la constipation persiste et les douleurs, progressivement plus fortes, se localisent dans la fosse iliaque droite. Jamais le malade n'a eu de crise appendiculaire caractérisée. Troubles digestifs. Douleurs intermittentes au point de Mac Burney. Pas de vomissements. L'état général devient moins bon, et le malade, amaigri, demande une intervention.

État actuel : le ventre n'est pas ballonné. Il est douloureux à droite ; de ce côté, matité à la percussion.

Opération le 15 mai 1900. — Analgésie à la cocaïne.

Incision latérale.

En arrivant sur le cæcum on constate d'anciennes adhérences. L'appendice est situé en arrière du cæcum : il faut débrider tout autour de lui pour l'amener en dehors ; il tient à une gangue fibreuse ancienne.

Section de l'appendice.

Suture de la paroi en un plan.

L'appendice est long de 15 centimètres. La sonde cannelée est arrêtée à son origine en essayant de le pénétrer. Une incision transversale montre les parois fibreuses, épaissies. A l'extrémité se trouve une nouvelle obturation : masse fibreuse renfermant une cavité close d'environ 3 millimètres de diamètre.

Le 6 juin, le malade sort guéri.

Observation XXXIII

Jean L...., boulanger, 23 ans, entré le 22 juillet 1900 à l'hôpital Lariboisière, salle Chassaignac.

Il y a quatre ans, le malade a eu la fièvre typhoïde. Depuis, il a toujours été constipé.

Il y a trois semaines, le malade ressent de vagues douleurs dans l'abdomen. Au bout de 15 jours ces douleurs se localisent dans la fosse iliaque droite. Le soir, fièvre et délire. Le lendemain, gonflement du ventre dans sa partie droite. Hyperesthésie. La douleur est à son paroxysme le troisième jour. Au quatrième jour, violente débâcle intestinale : les selles contiennent du pus fétide. Vomissements verts, porracés, amers.

Entrée à l'hôpital le huitième jour.

Ventre très ballonné ; hyperesthésie.

Pas d'empâtement manifeste à la palpation. Douleur nette au point de Mac Burney.

Opération le *13 juillet.* — Analgésie à la cocaïne.

Incision latérale de 8 centimètres.

On trouve une grosse masse composée de l'intestin grêle, d'épiploon, de l'appendice adhérents. On amène l'ensemble au dehors en détruisant les adhérences. En réséquant l'épiploon, on trouve un calcul stercoral. Ce calcul est libre dans la cavité abdominale ; il y a donc eu perforation de l'appendice.

Libération de l'appendice par décollement des adhérences.

Résection de l'appendice, drainage.

L'examen de l'appendice montre qu'il est perforé à sa partie moyenne, que son fragment cæcal se perd dans l'épiploon. Son extrémité libre se trouve également dans de l'épiploon enflammé. Le calcul ne contient pas de corps étranger à son centre.

Suites opératoires : Le *19 juillet*, température 38,3. On enlève le pansement.

La région des points de suture est gonflée, rouge, très douloureuse. On fait sauter les fils et avec un stylet on rétablit l'ouverture de la plaie. Au-dessous de la peau se trouve une collection purulente d'odeur nauséabonde, stercorale. Le pus est brun avec traînées jaunes ; il remplit une cavité située entre les muscles et la peau, bien délimitée, d'environ 5 centimètres de longueur verticale sur une largeur de 3 centimètres. Mèche après nettoyage aux tampons.

Au bout de deux jours la température redevient normale.

Trois semaines après, le malade quitte l'hôpital, guéri.

Observation XXXIV

Léopold B..., 15 ans, entré le 26 juin 1900 à l'hôpital Lariboisière, salle Chassaignac.

Il y a six mois, premières douleurs appendiculaires, peu violentes, mais prolongées : pas de vomissements. Les crises reviennent fréquemment.

Il y a 10 jours, douleur très vive au point de Mac Burney, vomissements, fièvre, constipation.

Le malade entre à l'hôpital avec le ventre gonflé, douloureux dans toute sa partie droite. Faciès péritonéal : un peu de délire.

On diagnostique un gros abcès péritonéal péri-appendiculaire qu'on pense laisser refroidir.

Le 29 juin, le ventre est tellement gonflé et douloureux, et la température si élevée, qu'on décide l'intervention.

Opération le 30 juin. — Incision latérale.

A l'ouverture du péritoine, en maniant les anses intestinales, on donne issue à du pus d'odeur fécaloïde. On peut insinuer le doigt dans la poche purulente que l'on vide par imbibition de tampons. Au fond de la poche, très profonde, on voit une petite saillie qu'on suppose être le reste de l'appendice gangrené.

On renonce à l'atteindre, on draine simplement.

Suture de la paroi.

1er *juillet*. — Le malade est très prostré. Faciès péritonéal, langue sèche, un peu de délire. Température, 38,8. Pouls 110. On enlève le drain ; simples mèches.

2 *juillet*. — Accentuation des symptômes de péritonite. Température 39,5. On peut craindre une issue fatale. Sérum.

4 *juillet*. — Température brusquement redevenue normale, mais état général mauvais. Pouls tellement déprimé qu'il est incomptable.

5 *juillet*. — Mort.

OBSERVATION XXXV

Joseph B..., 42 ans, entré le 13 juillet à l'hôpital Lariboisière, salle Chassaignac.

A 10 ans, pneumonie.

Depuis 15 ans, accidents d'alcoolisme chronique. Ventre énorme, foie très hypertrophié ; bouffissure du visage.

Il y a un an, douleurs très vives au bas-ventre, sans vomissements. Elles durent huit jours.

Il y a trois semaines, nouvelles douleurs, cette fois localisées à droite. Fièvre. Hyperesthésie de la paroi abdominale.

A son entrée à l'hôpital, température 38,7, pouls 105.

On sent à la palpation de la fosse iliaque un gâteau péricæcal considérable. État péritonéal grave. Délire. Langue sèche. Faciès plombé.

Le 18 *juillet*, le ventre est moins douloureux. Expectative.

Le 22 *juillet*, refroidissement de l'infection péritonéale. Enkystement probable de la collection purulente.

Opération le 28 *juillet*. — Analgésie à la cocaïne.

Incision latérale de 10 centimètres.

Dès l'ouverture de la cavité péritonéale, on trouve du pus. L'appendice est enflammé mais non perforé.

Résection de l'appendice. Drainage.

Suture de la paroi.

L'appendice est long de 7 centimètres. Il est boursouflé, perméable jusqu'à son extrémité. En l'ouvrant sur toute sa longueur, on trouve à sa racine une cavité brunâtre contenant du pus. Le stylet, enfoncé dans cette cavité, suit un trajet représentant une perforation ancienne qui est entourée, à la partie inférieure de l'appendice, par des adhérences.

Le 3 *août*, en faisant le pansement, on enlève une mèche qui entraine une grande quantité de pus d'odeur stercorale.

Fistule stercorale.

Glace sur le ventre.

Les jours suivants, l'état du malade s'améliore et il sort guéri trois semaines après.

Observation XXXVI

K..., 31 ans, entré le 20 octobre 1900 à l'hôpital Lariboisière, salle Chassaignac.

Il y a six mois, première crise d'appendicite qui cède au traitement médical.

Le 13 octobre, à la suite d'un traumatisme dans la région abdominale, les douleurs reviennent brusquement dans la fosse iliaque droite. Peu de fièvre ; pas de réaction péritonéale. Pas de vomissements.

Opération le 20 *octobre 1900*. — Analgésie à la cocaïne.

Incision latérale : on rencontre un œdème considérable de la paroi et du tissu cellulaire sous-cutané.

Le péritoine incisé, on tombe sur des anses intestinales rouges, dépolies, agglutinées par de fausses membranes. Les manœuvres faites pour rechercher l'appendice font évacuer plusieurs abcès de pus fétide. Ces abcès étaient péricæcaux, siégeant surtout sur la face postérieure du cæcum.

L'appendice est amené au dehors : il est du volume du petit doigt et gangrené sur toute sa longueur.

Résection de l'appendice. Drainage.

Suture de la paroi aux crins.

Suites opératoires normales.

Le 13 *novembre*, le malade quitte l'hôpital guéri.

Observation XXXVII

Eugène G..., 23 ans, entré à l'hôpital Lariboisière, salle Chassaignac, le 16 novembre 1900.

Première crise appendiculaire à 21 ans.

Les premiers jours de novembre, nouvelle crise ; douleur brusque à droite de l'abdomen, constipation, fièvre, vomissements.

La crise passée, il entre à l'hôpital. A ce moment, on ne lui trouve dans la fosse iliaque droite qu'un point douloureux bien net au niveau de l'appendice.

Opération le 17 *novembre*. — Analgésie à la cocaïne.

Incision latérale.

Intestin rouge, tomenteux, avec des adhérences larges, saignantes.

Résection de l'appendice.

Suture de la paroi en deux plans. Drainage.

L'appendice est gros, étendu, avec quelques ecchymoses sous-séreuses. Ses parois ne sont pas congestionnées : elles sont plutôt fibreuses.

Dans la cavité, normale d'apparence, existe un peu de liquide séro-sanguinolent.

Suites opératoires normales.

Le malade sort guéri au bout de trois semaines.

Observation XXXVIII

Fernand B..., 18 ans, entré le 20 décembre 1900 à l'hôpital Lariboisière, salle Chassaignac.

Dans la journée du 19 décembre, le malade est pris d'une douleur aussi brusque que vive dans la fosse iliaque droite. Il est obligé de suspendre son travail et de s'aliter. La crise est très violente et dure une demi-heure.

Vomissements, frissons, nausées.

Constipation.

Le 21 *décembre*, à la palpation, le point de Mac Burney est douloureux et la pression profonde très pénible. Pas de défense musculaire de la paroi à ce niveau. Pas de ballonnement du ventre. Constipation.

Température 38.

Opération le 21 *décembre*. — Analgésie à la cocaïne.

Opération classique de l'appendicectomie.

Examen de l'appendice : le tiers libre de l'appendice contient du pus, et à la partie terminale de la lumière appendiculaire, on aperçoit un calcul stercoral de la grosseur d'un petit haricot.

L'appendice est très long mais n'avait contracté aucune adhérence.

Guérison au bout de trois semaines.

Observation XXXIX

X..., 17 ans, entré le 2 mai 1901, à l'hôpital Beaujon, salle Ambroise-Paré.

Le 28 janvier dernier, le malade est pris brusquement de douleurs dans la fosse iliaque droite, sans vomissements, ni constipation. Il reste alité trois semaines.

Depuis ce moment, il a de temps en temps des douleurs qui l'empêchent de travailler.

Examen. — Ventre normal, souple. A la pression au point de Mac Burney, on sent un cordon arrondi qui roule sous le doigt.

Opération le 4 *mai.*

On trouve un appendice de dimensions normales, mais adhérent de toutes parts.

Résection de l'appendice.

Suites opératoires normales. Guérison au bout de trois semaines.

Observation XL.

X..., 20 ans, entré le 12 juin 1901 à l'hôpital Beaujon, salle Ambroise-Paré.

Le 11 *juin* au soir, le malade est pris brusquement de douleurs violentes dans le bas-ventre, avec vomissements et frissons.

A l'entrée à l'hôpital, facies péritonéal, langue saburrale, pouls 120, température 39. Le ventre est un peu ballonné, hyperesthésie marquée : défense musculaire. La douleur est à son maximum au niveau de l'appendice : elle existe, moins vive, dans le reste du ventre et à gauche.

Le lendemain matin, température 37. État général mauvais.

Opération d'urgence le 13 *juin.*

Incision latérale.

L'ouverture du péritoine donne issue à du pus fétide mélangé de matières.

L'appendice présente une large perforation à bords spha-
célés.

Résection de l'appendice. Drainage.

Actuellement le malade est en voie de guérison.

Observation XLI

Homme, X..., 3o ans, entré à l'hôpital Beaujon, salle Ambroise-
Paré, le 10 mai 1901.

Première crise d'appendicite nettement caractérisée l'année
dernière.

Deuxième crise ayant débuté trois jours avant son entrée à
l'hôpital.

On constate un empâtement de la fosse iliaque droite, occupant toute la région, une douleur très vive à la palpation. Rési-
stance de la paroi qui empêche une exploration profonde. Température 38, pouls 110. Le malade a vomi une fois.

Opération d'urgence pratiquée le jour de son entrée.

Incision classique.

Le péritoine ouvert, il s'écoule immédiatement du pus fétide,
assez bien lié. Il existe des adhérences épiploïques. Les anses intestinales voisines sont rouges. L'appendice est en position descendante. Sa libération est difficile.

Résection de l'appendice. Drainage.

Un mois après, le malade sort guéri.

Observation XLII (M. le Dr Desfosses)

Jeune fille B..., 18 ans, grande et forte. Bonne santé habituelle.

Début de la crise par un vomissement noirâtre assez abondant. En même temps, douleur vive dans la fosse iliaque droite.
Température 39, pouls 110. Constipation.

État local. A la palpation, la malade accuse une douleur très vive dans la fosse iliaque droite. Il existe une masse empâtée et il ne paraît pas douteux qu'il y ait une quantité considérable de pus. Néanmoins, le médecin traitant est d'avis de temporiser et de laisser se dissiper les accidents aigus, pour opérer à froid plus tard.

Sur les instances du chirurgien, l'intervention immédiate est décidée.

Opération le 18 *mars* 1901.

Incision latérale.

A l'ouverture du péritoine, il sort un demi-litre de pus verdâtre. L'appendice est presque complètement sphacélé et s'en va en lambeaux.

On se contente de drainer largement avec un drain et deux mèches.

Cet abcès était situé à la face postérieure du cæcum et se dirigeait en bas vers le petit bassin.

Suites opératoires : Les premiers jours, température élevée. Il coule quantité considérable de pus. Pouls 116 à 120. Température 38 à 39,5.

L'état général s'améliore rapidement. La malade ne demande qu'à s'alimenter.

On retire progressivement les mèches. La plaie bourgeonne avec rapidité.

Cinq semaines après, la malade est guérie.

En *juin*, la malade est revue en parfait état de santé.

Observation XLIII (M. Loubet)

Jeune fille, X..., 18 ans, forte, vigoureuse, ayant toujours joui d'une santé parfaite.

Prise brusquement le 1ᵉʳ juin d'une douleur vive dans la fosse iliaque droite, accompagnée de vomissements bilieux. Constipation. Température élevée. Ballonnement du ventre.

Un médecin appelé applique le traitement médical : opium et

glace sur le ventre. Pendant cinq jours, les phénomènes persistent en s'aggravant. Le ballonnement du ventre augmente.

M. Tuffier est appelé le 5 juin. Le ventre est ballonné, uniformément douloureux, avec prédominance de la douleur dans la fosse iliaque droite. Vomissements porracés, absence complète de matières et de gaz. Pouls à 130, petit, embryonnaire. Respiration saccadée, nez pincé, extrémités froides. En présence de cet état, M. Tuffier refuse d'abord d'intervenir et ne se décide que sur les instances du médecin et de la famille.

Laparotomie latérale droite.

A l'incision du péritoine, il s'écoule une quantité considérable de pus louche, extrêmement fétide.

L'appendice est ramené complètement gangrené. Résection. Drainage sans sutures.

La malade meurt cinq minutes après l'opération.

OBSERVATION XLIV (M. le Dr DESFOSSES)

P...., 12 ans, opéré le 10 mars 1901.

La maladie débute par des douleurs sous-ombilicales et des vomissements. Pas de constipation. La mère de l'enfant le purge.

Le 12, douleurs persistantes, mais plus nettement localisées dans la fosse iliaque droite où on sent une défense musculaire très marquée.

Le pouls est à 120, mais assez fort. Les vomissements ont cessé.

Le 13, l'état général est plutôt moins bon. Le diagnostic d'appendicite s'impose et, dans la journée, le chirurgien appelé décide l'opération pour le lendemain.

Opération le 14, suivant le procédé habituel.

On ne trouve pas de pus, mais un appendice volumineux, turgescent, extrêmement vasculaire. Résection de l'appendice ; les parois de l'appendice sont très épaissies. La muqueuse est tomenleuse. L'extrémité inférieure est renflée et renferme un liquide séro-purulent accumulé dans la partie dilatée.

Les suites opératoires sont normales.

La guérison se fait sans incidents.

OBSERVATION XLV (M. le Dr DESROSSES)

Mme M..., 60 ans, opérée le 30 juin 1900.

Malade sujette à la constipation. Neurasthénique.

Elle est prise subitement de douleurs abdominales avec vomissements ; léger ballonnement du ventre.

Le 1er *mai*, le pouls est à 120. Il y a une vive douleur abdominale ; pas de selles. On sent un empâtement très manifeste dans la fosse iliaque. On porte le diagnostic d'appendicite et on propose l'intervention immédiate.

M. Tuffier pratique une incision sur le bord externe du muscle droit.

Dès l'ouverture du péritoine, il coule un flot de pus horriblement fétide.

On ne va pas à la recherche de l'appendice. On se contente de drainer largement avec une mèche et un gros drain.

La malade est reportée dans son lit : on lui fait immédiatement une injection de sérum artificiel.

Les premiers jours, la quantité de pus évacuée est très abondante.

L'écoulement ne tarde pas à diminuer, mais la guérison de la plaie est extrêmement longue.

Dans le courant d'août et de septembre, la malade va à la campagne, mais la plaie n'est pas fermée : il reste toujours un petit trajet fistuleux qui donne issue à quelques gouttes de sérosité. La persistance de cette fistule inquiète quelque peu le médecin et le chirurgien traitants. L'état général de la malade était excellent, l'appétit parfait. Mais il paraissait à craindre qu'un corps étranger appendiculaire, resté au fond de la plaie, fût la cause du retard dans la cicatrisation. Ces craintes furent vaines, et à la fin de novembre 1900 la malade était complètement guérie.

Elle est encore maintenant en parfait état de santé.

Observation XLVI (M. Chipault)

François D..., 47 ans, valet de chambre, entré le 29 mai 1901 à l'hôpital Beaujon salle Ambroise-Paré.

Le 16 mai, après une nuit agitée, le malade qui, auparavant n'avait jamais souffert du ventre, vomit ses aliments à 7 heures du matin. Vers midi, il ressent des tiraillements dans le côté droit de l'abdomen.

Le second jour, coliques violentes avec ténesme; le troisième jour, les douleurs se localisent dans la fosse iliaque droite. Constipation.

Le 19 mai, à 6 heures du soir, on constate à l'examen un ballonnement notable du ventre; défense musculaire considérable à droite, avec hyperesthésie de la peau. Point douloureux bien localisé au point de Mac Burney. Pas de vomissements. Langue saburrale. Pouls à 120 un peu mou.

Opération à 6 heures du soir (rachi-cocaïne).

Incision de Roux.

On trouve un œdème considérable du tissu sous-péritonéal.

Issue d'une notable quantité de pus, liquide grumeleux pas très fétide.

Autour du foyer, les anses de l'intestin grêle sont rouges et l'épiploon vasculaire est infiltré.

L'appendice est volumineux, en position descendante. Il est coudé et dans la concavité on trouve une large perforation sphacélique.

Il se déchire et est enlevé en deux portions, mais totalement. On trouve plusieurs calculs dans sa cavité.

Suture en un plan. Drainage.

Suites opératoires :

Le lendemain on fait au malade une injection de sérum. La plaie suppure relativement peu : son fond est grisâtre, les bords sont rouges. Le pouls, jusqu'au 1ᵉʳ juin, se tient à 120.

Le 8 *juin*, dans la nuit, le malade est pris d'une toux violente, il éprouve de la difficulté pour cracher. A la base droite, en arrière, on trouve quelques râles sous-crépitants : crachats jaunâtres, peu abondants, visqueux.

Le ventre est ballonné à l'épigastre, non douloureux.

Le 10 *juin*, il se déclare une phlébite du membre inférieur gauche, immédiatement traitée par l'enveloppement ouaté et l'immobilisation dans une gouttière.

Le ballonnement du ventre persiste, il y a un peu d'œdème de la paroi. Dans la partie gauche de l'hypogastre, on trouve une certaine rénitence à la palpation. Légère douleur à ce niveau : sonorité à la percussion. Le malade accuse une certaine difficulté de la miction.

Aucun phénomène notable du côté de la plaie qui bourgeonne, suppure très peu et paraît en bon état.

Le 15 *juin*, brusquement, le malade est pris de coliques violentes. Il demande la canule rectale et rend un urinal d'un liquide blanchâtre, grumeleux, ressemblant à du pus. A ce moment, pouls petit à 128, un peu de dyspnée. Glace sur le ventre.

Le 16 *juin*, pouls 130. Même état général, pâleur de la face. Ballonnement considérable du ventre.

A la palpation, le ventre est partout rénitent : nulle part on ne sent de tuméfaction profonde localisée. Sonorité tympanique à la percussion. Pas de vomissements.

Au toucher rectal, induration diffuse en placard, collée contre la paroi pelvienne postérieure et gauche.

Le soir à 6 heures, mort subite sans un cri.

OBSERVATION XLVII

Mᵐᵉ X..., 26 ans.

Le dimanche 5 juillet 1900, à 5 heures du soir, M. Tuffier est mandé par M. le D⁰ Laval auprès d'une jeune femme de 26 ans, mère de 3 enfants, prise la veille d'accidents d'appendicite.

La malade est enceinte de 4 mois.

M. Tuffier trouve la fosse iliaque droite très douloureuse, sans ballonnement du ventre. Il y a eu deux vomissements dans la journée: constipation absolue. La malade urine spontanément.

Le toucher vaginal montre que les culs-de-sac sont indemnes. En déprimant fortement le cul-de-sac latéral droit, on provoque une douleur dans la fosse iliaque droite ; on trouve également un empâtement léger, difficile à constater.

Facies altéré. Température 38°.3. Le pouls bat à 110.

M. Tuffier propose l'intervention. Tout est organisé pour opérer à 9 heures du soir. A ce moment, un collègue, médecin des hôpitaux, appelé à se prononcer sur l'opportunité de l'intervention, la déclare inutile et demande de continuer le traitement médical (glace sur le ventre et opium) déjà institué auparavant.

Le lendemain, température 38°. Le facies et le pouls ne sont pas modifiés. La constipation reste absolue, l'état paraît stationnaire.

Le soir, M. Tuffier trouve le pouls plus faible et fait donner une injection de sérum à la dose de 500 grammes.

Le surlendemain, même état général. Pouls de nouveau petit, serré ; ventre légèrement ballonné, facies mauvais. Température, 38°.5.

Nouvelle consultation, nouvelle conclusion à la non-intervention. Le même soir, avortement.

Le quatrième jour, l'état général s'aggrave. Le ventre est ballonné, les yeux excavés, le pouls filiforme.

La malade succombe dans la nuit.

OBSERVATION XLVIII (M. LŒBET)

Jeune homme X..., de 16 ans, entré le mercredi 19 juin 1901, à l'hôpital Beaujon, salle Ambroise-Paré.

Bien portant jusqu'au 17 juin. A cette date, il est pris brusquement, dans l'après-midi, d'une douleur atrocement vive dans le ventre. Généralisée d'abord à tout l'abdomen, cette douleur se localise ensuite dans la fosse iliaque droite.

Le lendemain, même douleur à laquelle s'ajoutent des vomissements bilieux : le ventre se ballonne. Absence complète de matières et de gaz.

On amène le malade à l'hôpital le mercredi 19 juin à 11 heures du soir, c'est-à-dire 50 heures environ après le début de la crise. Il a des vomissements porracés. Le ventre est plutôt rétracté que ballonné. La douleur est extrêmement vive dans la fosse iliaque droite, surtout au point de Mac Burney, hyperesthésie cutanée et défense musculaire très nette à ce niveau. Température 39, pouls 120, fort, régulier. Langue saburrale, constipation.

Intervention immédiate. Anesthésie au chloroforme.

Incision de Jalaguier.

Le péritoine ouvert, il ne s'écoule pas de liquide : les anses intestinales qui se présentent ne sont pas rouges. La recherche de l'appendice est laborieuse.

Le doigt engagé derrière le cæcum qui est très intimement adhérent au fond de la région, donne issue à un demi-verre à Bordeaux de liquide noirâtre, séro-purulent très fétide, contenant des débris sphacéliques. Le doigt sent en même temps l'appendice qui est en situation ascendante, tordu sur lui-même, très adhérent au cæcum, ce qui rend son isolement difficile. On réussit cependant à l'amener au dehors avec le cæcum qui est recouvert, à sa face postérieure d'adhérences épaisses, saignantes, rompues par le doigt dans les manœuvres de libération.

Résection de l'appendice au thermocautère.

Thermocautérisation des adhérences cæcales.

Drain et mèche à l'angle supérieur de la plaie, s'engageant en haut vers le foie; mèche en arrière du cæcum.

Deux points de suture à l'angle inférieur pour rétrécir la plaie, le reste est laissé ouvert.

Examen de l'appendice : Il est long de 9 à 10 centimètres, rouge et recouvert de membranes épaisses dans sa moitié interne, noirâtre dans sa moitié externe. A son extrémité il est renflé en massue et présente une perforation de la grosseur d'une tête d'épingle, à bords sphacéliques, obturée par un calcul stercoral. Il est perméable dans toute sa longueur. La muqueuse dans sa moitié externe a un aspect noirâtre, grangreneux. Il existe un calcul stercoral qui passe à travers la perforation.

Suites opératoires excellentes. Les vomissements cessent. Le lendemain plus de ballonnement du ventre. La température au troisième jour est à 37°, le pouls à 80. Le malade rend des gaz, la langue est humide.

La guérison paraît assurée.

Observation XLIX (M. Louvet)

Jeune homme X..., 24 ans, entré le 21 juin 1901 à l'hôpital Beaujon, salle Ambroise-Paré.

Le malade a été pris, le 19 juin, d'une douleur vive dans la fosse iliaque droite avec vomissements. Depuis la veille de son entrée le malade n'a rendu ni matières ni gaz.

A l'entrée on constate une douleur extrêmement vive, localisée particulièrement au point de Mac Burney. Il existe dans cette région, un peu au-dessous de la ligne ilio-ombilicale, une tuméfaction très appréciable à l'œil, allongée dans le sens de l'arcade crurale. La défense musculaire ne permet pas de chercher la fluctuation. Il n'y a pas d'œdème de la paroi.

Pouls 128, température 38°,6.

Intervention immédiate.

Incision de Roux.

On débride la collection à la sonde cannelée. Il s'écoule une grande quantité de pus phlegmoneux extrêmement fétide. L'appendice, après des recherches laborieuses au milieu d'adhérences, est trouvé en situation externe et descendante. On le dégage avec peine mais on arrive à le réséquer au thermocautère, jusqu'à son insertion cæcale.

Deux drains et deux mèches sont placés dans la cavité.

On rétrécit la plaie par quatre points de suture.

L'appendice est petit dans sa moitié interne, sclérosé, recouvert de fausses membranes. Il est rouge, renflé à son extrémité où siège une perforation, et coiffé de fausses membranes.

Le lendemain 23 juin, le malade va très bien.

OBSERVATION I.

Isabelle P.... 23 ans, entrée le 11 juin 1901 à l'hôpital Beaujon, salle Elisa-Hoy.

La malade (opérée d'une salpyngite en 1899 à Lariboisière, par M. Tuffier) entre à l'hôpital pour une appendicite, suivant sa propre expression.

Depuis un an, la malade ressent des douleurs dans le côté gauche, au niveau de la région iliaque. L'appétit est capricieux. Constipation habituelle. Le ventre est légèrement ballonné. La malade aurait eu des frissons suivis de sueurs à l'occasion de ses crises. Jamais de vomissements.

La malade ne peut préciser la date de ces différentes attaques.

Le 18 mai dernier, vers 5 heures du soir, la malade est prise brusquement d'une douleur vive, siégeant dans la moitié droite de l'abdomen. Cette douleur s'irradie vers la région lombaire qui, depuis, est restée sensible. Dans la soirée de ce jour, 2 à 3 vomissements bilieux qui se reproduisent dans la nuit. La malade dit qu'elle aurait eu une température assez élevée.

Le lendemain matin, la douleur est moins vive. Le ventre est très ballonné. Température 38°,5. Hyperesthésie cutanée. Constipation. Cet état dure 8 jours pendant lesquels la région iliaque droite est particulièrement douloureuse.

La malade reste 15 jours couchée : l'état général s'améliore, mais le ventre reste toujours sensible à droite.

Examen. — Ventre ballonné. La palpation montre l'abdomen

sensible dans la moitié droite et une défense musculaire qui n'existe pas à gauche. Douleur nette au point de Mac Burney.

M. Tuffier croit plutôt à la possibilité d'adhérences douloureuses qu'à une appendicite.

Opération le 20 *juin* 1901.

Incision latérale.

L'appendicite est trouvé en position normale mais adhérent. Résection de l'appendice.

Examen de l'appendice. Il est petit, dur, recouvert de quelques fausses membranes, présentant vers le tiers externe un rétrécissement. Il n'est pas perméable vers son tiers interne. En l'incisant dans sa longueur on trouve du pus dans sa cavité.

Suture en trois plans.

Suites opératoires bonnes. Le 23 juin, température 37°. La malade ne souffre pas.

OBSERVATION II (due à l'obligeance de M. le Dr Latty).

Jeune homme, X..., âgé de 13 ans.

En *septembre* 1900, après un traumatisme (chute sur un guidon de bicyclette), le malade éprouve des douleurs généralisées d'abord dans tout l'abdomen. Ces douleurs se localisent au bout de deux jours dans la fosse iliaque droite, avec maximum au point de Mac Burney. Nausées, constipation, fièvre de peu de durée. On pose le diagnostic d'appendicite.

Traitement médical.

Le 20 *mai* dernier, l'enfant est repris brusquement de douleurs très violentes dans la fosse iliaque droite ; nausées, vomissements, fièvre.

Le traitement médical appliqué n'amenant pas d'amélioration, M. le Dr Tuffier, appelé le 27 mai, décide l'intervention.

Opération le 28 *mai* 1901, suivant le procédé habituel.

A l'ouverture du péritoine il s'écoule une certaine quantité de pus.

Résection de l'appendice.

Drainage.

Guérison complète au bout de 3 semaines.

OBSERVATION LII (due à l'obligeance de M. le Dr Picaus).

Jeune homme, X...., âgé de 13 ans, est pris brusquement le 26 mai dernier d'une violente douleur dans la fosse iliaque droite. Cette douleur est accompagnée de nausées, de vomissements, de constipation opiniâtre. Température 38°.

Les jours suivants, la douleur s'atténue, les vomissements sont moins fréquents, mais la fièvre persiste.

M. le Dr Péchin, appelé le 2 juin, c'est-à-dire 8 jours après le début de la crise, trouve le malade avec une température de 39°,5.

A la palpation, il constate une tuméfaction dans la fosse iliaque droite, s'étendant vers le pli de l'aine, et du côté de la vessie. Douleur à la miction. Hyperesthésie cutanée.

Le toucher rectal donne la sensation nette d'une poche fluctuante.

Le diagnostic d'appendicite est posé et M. le Dr Tuffier, appelé en consultation, décide d'opérer le lendemain.

Opération le 4 *juin*.

Incision classique.

L'ouverture du péritoine donne issue à une grande abondance de pus fétide qui était contenu dans une poche s'étendant du côté de la vessie jusque dans la fosse iliaque gauche.

L'appendice est presque entièrement sphacélé.

Résection de l'appendice.

Lavage de la cavité à l'eau oxygénée.

Drainage avec des mèches.

Suites opératoires bonnes.

Le lendemain la fièvre tombe.

Le 26 *juin* 1901, la plaie est presque fermée, l'enfant mange bien et peut être considéré comme guéri.

STATISTIQUE

FORMES CLINIQUES

On peut réduire à quatre types les formes d'appendicite dont nous venons de résumer les observations.

1° Il y a péritonite généralisée;

2° Il y a un ou plusieurs accès péricæcaux;

3° Il y a appendicite aiguë, sans tuméfaction, sans péritonite;

4° Il y a eu appendicite aiguë, la crise est passée.

Telles sont les conditions générales au milieu desquelles le chirurgien est le plus souvent appelé.

Le chiffre total des appendicites observées dans le service de notre maître M. le Dr Tuffier, pendant ces 18 derniers mois, est de 52 : 23 chez l'homme, 29 chez la femme.

Ces cas se répartissent de la façon suivante :

a) Appendicites aiguës avec péritonite généralisée, 6 observations dont 4 morts et 2 guérisons;

b) Appendicites avec abcès péricæcal, 22 observations dont 21 guérisons et 1 mort.

Dans ces cas d'appendicite, l'opération a été pratiquée en général dans les quatre à cinq jours qui ont suivi l'entrée des malades à l'hôpital. Le début de la dernière crise remontait d'ailleurs dans presque tous les cas à dix ou quinze jours avant celui de l'entrée.

Le cas de mort (Obs. 34) est relatif à un malade à qui on appliqua tout d'abord le traitement médical, glace sur le ventre et repos, pendant quatre jours. Il fut opéré le cinquième, les phénomènes de péritonite continuèrent. A l'autopsie on trouva une péritonite purulente généralisée.

c) Appendicites aiguës sans tuméfaction, ni péritonite : 8 observations, 7 guérisons et une mort avant l'intervention ;

d) Cas où on observe les malades, une fois la crise passée : 16 observations, 16 guérisons.

Le nombre d'observations nous semble suffisant pour essayer d'en dégager quelques réflexions sur le traitement de l'appendicite.

Reprenant chacune des formes cliniques que nous avons établies, nous verrons quelles idées théoriques ont justifié la conduite du chirurgien et ses tendances à intervenir immédiatement ou à temporiser.

INDICATIONS THÉRAPEUTIQUES

I. Cas où il y a péritonite généralisée.

Les malades auprès desquels le chirurgien est appelé, dans cette forme d'appendicite, présentent l'histoire clinique suivante :

La maladie a débuté brusquement, en pleine santé, par une douleur vive généralisée d'abord à tout le ventre puis tendant à prédominer dans la fosse iliaque droite. Cette douleur est accompagnée de fièvre, de vomissements bilieux. Quelquefois ces malades sont soignés pour une indigestion et ce n'est que deux ou trois jours après le début que le chirurgien est appelé. On trouve alors le ventre ballonné, quelquefois au contraire rétracté, sensible à la pression dans tous ses points avec prédominance de la douleur dans les fosses iliaques et dans la région sous-ombilicale. Il y a absence d'émission de matières et de gaz par l'anus. Les malades ont des vomissements verts porracés, le thermomètre marque 38° ou 39° le pouls bat à 120, 130, 140, il est mou, petit ; il y a de l'anxiété respiratoire ; le facies péritonéal est réalisé dans tous ses traits, la langue est sèche, les urines sont rares, quelquefois albumineuses.

Le chirurgien appelé, éliminant d'abord l'occlusion

intestinale dont tous les traits existent dans ce tableau, éliminant par les antécédents une péritonite à point de départ stomacal, duodénal, etc., arrive à établir le diagnostic de péritonite généralisée à point de départ appendiculaire. Quelle sera sa conduite ?

Assurément, sur ce point il existe peu de divergences. Les auteurs sont d'avis qu'il faut intervenir sans perdre de temps. La laparotomie avec ablation de l'appendice permet seule un drainage de la cavité péritonéale infectée, et la suppression du foyer d'infection. L'appendice dans ces cas est souvent gangrené, perforé, quelquefois détaché du cæcum, libre au milieu d'un liquide grisâtre, séro-purulent, qui inonde la grande cavité péritonéale privée de moyens de protection.

Notre maître M. Tuffier est intervenu six fois dans des cas analogues. Il y a eu quatre morts, deux guérisons.

Les insuccès chirurgicaux, dans cette catégorie de faits, sont dus à ce qu'on se trouve souvent en présence de ces formes particulièrement graves que M. Jalaguier a décrites sous le nom de « péritonites septiques diffuses, d'intoxication péritonéale ». Ces formes sont surtout caractérisées par la gravité des phénomènes généraux, l'hypothermie, la dissociation du pouls et de la température, l'oligurie, le refroidissement des extrémités, etc... Dans ces formes on trouve à l'ouverture de l'abdomen un liquide roussâtre, bouillon sale d'une grande toxicité.

En présence de faits semblables le chirurgien peut hésiter à pratiquer une intervention qui n'a plus guère de chances, en supprimant le foyer infectant, de détruire l'infection qui est partout. Dans l'observation XLIII, M. Tuffier appelé au cinquième jour de l'attaque se refusait à opérer la malade perdue à ses yeux. Il fut déterminé à intervenir par les instances de la famille et du médecin. Une incision dans la fosse iliaque droite donna issue à un liquide roussâtre, séro-purulent, d'une fétidité extrême, et caractéristique de cette forme de septicémie péritonéale.

On peut dans ces cas, l'opération étant écartée, soutenir les malades par la caféine, des injections de sérum. M. Jalaguier a vu dans quelques-uns de ces cas où l'état général contre-indiquait l'opération ce mode de traitement amener la guérison.

II. — *Cas où il existe un ou plusieurs abcès péricæcaux.*

Dans cette variété clinique d'appendicite, les malades sont observés dans les conditions suivantes :

La crise d'appendicite a eu un début aigu avec ses signes classiques, cinq, six, huit jours en général avant que le chirurgien ne soit appelé. On observe alors un ventre légèrement météorisé. Au niveau de la fosse iliaque droite, il existe un empâtement plus ou moins étendu pouvant remonter jusqu'à l'ombilic et atteindre la ligne médiane. La palpation réveille dans cette région une douleur plus ou moins vive qui s'accentue au point de Mac Burney. Rarement la fluctuation peut être sentie à moins qu'il n'existe une collection abondante, superficielle, évoluant vers la peau. Les vomissements qui ont pu exister au début de la crise ont quelquefois disparu. Le pouls bat : 90, 100, la langue est saburrale, il y a de la constipation ; la température oscille entre 38° et 39°.

Dans vingt-deux cas de ce genre opérés par notre maître M. le D' Tuffier, la façon de procéder a été la suivante.

Dix-neuf fois l'intervention a été pratiquée dans les deux ou trois jours qui ont suivi l'entrée des malades à l'hôpital : c'était entre cinq et vingt jours, à dater du début de l'appendicite. Nous comptons dix-neuf guérisons. Les malades ont quitté l'hôpital dans les 25 à 30 jours après leur opération. Dans deux cas on a fait la temporisation et laissé refroidir avant d'intervenir. Le premier cas (Obs. 34), le malade étant entré avec des phénomènes aigus, le 26 juin 1900, on le laisse au repos, au régime opiacé, avec de la glace sur le ventre. La température continuant à monter, le ventre étant ballonné, on intervient le 30 juin. Le malade meurt. A l'autopsie, on trouve de la péritonite généralisée.

Dans le deuxième cas (Obs. 35), on essaye la temporisation, on opère le malade après dix jours. Une fistule stercorale se produit.

Un troisième cas (Obs. 16) où la temporisation fut essayée, la malade opérée guérit sans incidents.

Quelles conclusions tirer de ces faits ?

Dans dix-neuf cas où M. Tuffier intervient dès l'entrée des malades, il obtient dix-neuf succès complets ; dans trois cas de temporisation, il y a une mort, une guérison, mais avec fistule stercorale qui a d'ailleurs guéri spontanément et une guérison complète.

La conduite à tenir en présence des cas où existe un empâtement péricæcal est à coup sûr embarrassante.

Les faits semblent pourtant prouver que l'intervention rapide est encore la conduite qui donne le plus de guérisons, et avec le moins d'incidents.

L'empâtement péricæcal est constitué en effet par deux éléments : 1° des adhérences et de l'épiploïte péri-appendiculaire ; 2° presque toujours un abcès de volume variable, siégeant au milieu de ces adhérences, séparé de la cavité péritonéale par une zone de défense difficile à apprécier.

Que va devenir cet abcès ? Certainement il ne se résorbera pas : il n'est pas d'exemple de cavité suppurante dont le contenu disparaisse spontanément. Le pus a toujours tendance à se faire jour au dehors ou dans un organe qui avoisine son siège.

On peut supposer dans quelques cas que l'abcès péricæcal et péri-appendiculaire s'évacuera peut-être dans le cæcum ou l'intestin et que la guérison spontanée surviendra par la disparition de l'épiploïte chronique sous l'influence de la glace et du repos. Mais il ne faudrait pas trop compter sur cette évolution heureuse ; l'abcès qui peut aller vers le cæcum menace tout aussi bien de se faire jour dans la grande cavité péritonéale. On voit alors éclater une péritonite généralisée et quand on la constate il est souvent trop tard pour intervenir. La lésion péri-appendiculaire, facilement accessible, a franchi à ce moment les limites que peut atteindre le chirurgien.

Ce sont des raisons de ce genre qui militent avec

force dans le sens d'intervention immédiate dès que l'appendicite est amenée à l'examen du chirurgien.

Si à la rigueur, en observant chaque jour ses malades, en suivant les feuilles de température et les variations du pouls, on peut s'en tenir à l'expectation armée, prêt à intervenir à la première alerte, il ne faut pas prolonger cette période d'attente et mieux vaut opérer, sans compter sur la rétrocession problématique de lésions qu'on voit évoluer vers l'aggravation.

L'intervention hâtive permet d'éviter un certain nombre d'accidents auxquels expose plus facilement la temporisation. C'est ainsi qu'on a vu dans des appendicites suppurées et tardivement incisées des suppurations à distance qu'il faut poursuivre ultérieurement par de nouvelles incisions, des abcès du foie par exemple, que MM. Achard et Berthelin ont décrits.

Au nombre des mécomptes que donne la temporisation, il faut citer aussi la production des fistules, de véritables anus contre nature. Ces lésions guérissent souvent spontanément, mais quelquefois elles créent une infirmité qu'une intervention seule peut guérir.

Ne peut-on pas aussi mettre en partie sur le compte des interventions trop tardives ces phlébites qui constituent une des complications les plus intéressantes et parfois aussi les plus graves des appendicites suppurées? On a observé des phlébites des veines hypogastriques développées au contact du foyer péri-appendiculaire. Plus souvent on voit une phlébite du membre inférieur, du mollet surtout ; l'attention est attirée par un peu de douleur et de l'œdème du membre. La guérison est souvent la terminaison de ces altérations vasculaires, mais la mort par embolie a été aussi observée ; M. Gérard-Marchant en a cité un cas. On peut dire que si une intervention hâtive ne met sûrement pas à l'abri de cet accident, l'existence prolongée d'un foyer purulent doit en augmenter la fréquence.

Intervention hâtive dès que nous sommes en présence d'une appendicite avec foyer péri-appendiculaire, telle paraît donc la formule qui doit encore s'appliquer.

III. — *Appendicites aiguës sans tuméfaction, sans péritonite.*

Nous faisons ici allusion aux cas où l'examen physique reste complétement négatif. Le type de cette forme est le suivant.

Un malade est pris brusquement d'une douleur vive dans le ventre avec nausées, vomissements. La douleur est maxima au point de Mac Burney : pendant la crise il y a de la défense musculaire et de l'hyperesthésie cutanée dans la fosse iliaque droite. La température est à 38°, 38°, 5. Le pouls est à 110, 120. Le palper du ventre, sauf la douleur, ne révèle rien.

C'est dans ces cas que les auteurs sont loin de s'entendre. Ils sont divisés en deux grands groupes : d'un côté les opportunistes, de l'autre les radicaux.

Les premiers soumettent d'emblée les malades au traitement médical : diète absolue, repos, glace sur le ventre. Ils attendent que l'orage soit passé pour proposer une intervention : telle est la conduite suivie par

MM. Brun, Broca, Jalaguier et quelques autres chirurgiens.

Pour justifier leur manière de faire, ces auteurs donnent les raisons suivantes :

1° Le diagnostic de l'appendicite au début est parfois très difficile ;

2° Le traitement médical peut amener la résolution des accidents ;

3° L'opération à froid est moins grave que l'opération à chaud.

La première des raisons est indéniable. On a pris au début, pour une appendicite, une tuberculose généralisée du péritoine, une fièvre typhoïde, une entéro-colite, etc... Il est toutefois possible, dans le plus grand nombre des cas, après une observation de 24 heures au maximum, de diagnostiquer l'appendicite. M. le Pr Dieulafoy attache une grande importance à l'existence constante de la triade douloureuse constituée par la douleur appendiculaire, la défense musculaire et l'hyperesthésie cutanée.

Personne n'est en droit de contester les cas authentiques de guérison de la crise par le traitement médical. A la condition de surveiller très attentivement les malades, on peut avoir un succès. Mais M. Dieulafoy ne nous met-il pas en garde contre ces « accalmies traîtresses » qui font croire que la crise est terminée après trois, quatre, cinq jours, et au milieu desquelles la mort survient brusquement par péritonite généralisée ? N'est-il pas d'ailleurs fréquent d'observer ces changements brusques d'évolution qui déjouent la vigilance du clini-

cien, et se terminent par péritonite si on n'intervient pas
dès l'aggravation des symptômes ?

Tous les chirurgiens enfin ont vu ces appendicites
dont la symptomatologie est très atténuée. On trouvait
à l'opération un appendice perforé, de la sérosité purulente dans le péritoine et l'intervention seule enrayait
la péritonite généralisée menaçante.

Nous ne ferons que citer les cas de MM. Gérard-Marchant, Guinard et Quénu.

Quant à l'opération, pratiquée à froid, plutôt que pendant la crise, il n'est pas juste de dire qu'elle est plus
facile dans le premier cas que dans le second. L'appendice n'a pas eu le temps de constituer autour de lui des
adhérences solides au milieu desquelles il est difficile
de l'isoler. D'autre part, l'opération pratiquée à chaud
avant la formation d'une épiploïte et d'une suppuration
évite le long drainage des cavités purulentes qui ne
sont ouvertes que plus tard. Ainsi on s'expose moins à
des éventrations consécutives, car on peut restaurer la
paroi, une fois l'appendice enlevé.

Les risques de l'opération pratiquée à chaud sont également plus théoriques que réels : le danger de péritonite
généralisée consécutive à ces opérations peut être
évité par la protection, au moyen de compresses, de la
grande cavité péritonéale.

IV. — *Cas où il y a eu appendicite, la crise est passée.*

Les observations sont nombreuses où les malades

viennent au chirurgien en racontant qu'à deux, trois ou quatre reprises différentes ils ont éprouvé des douleurs vives dans le ventre avec ou sans vomissements et fièvre, qu'ils ont dû s'aliter deux ou trois jours et ont guéri, ne conservant dans l'intervalle de leurs crises que de vagues douleurs et tiraillements dans la fosse iliaque droite. C'est dans un intervalle de crises que ces malades viennent consulter le chirurgien.

Quelle est la conduite à tenir dans ces cas qui sont fréquents, puisqu'ils sont au nombre de 16 dans la somme des appendicites opérées par notre maître M. Tuffier depuis 18 mois ?

Il semble qu'on peut distinguer deux groupes dans cette catégorie de malades.

Un premier groupe comprend les cas où la crise d'appendicite a évolué avec tous les caractères d'une appendicite aiguë : douleur brusque, vomissements, fièvre, ballonnement du ventre, état grave pendant quelques jours. Tout cela ayant été suivi d'une rémission à peu près complète, sauf qu'il persiste un peu d'endolorissement de la région. Ces cas sont caractérisés par la répétition des crises qui se produisent toutes sur le même type et qui représentent la colique appendiculaire due à la présence, dans l'appendice, d'un corps étranger, matière fécale ou calcul. Ce corps étranger détermine par sa présence seule des contractions de l'appendice. Il n'y a pas eu de péritonite à proprement parler.

Dans ces cas l'opération doit être conseillée. Ces malades échappent à une ou deux crises et meurent à une troisième crise, d'appendicite gangreneuse avec périto-

nité généralisée. Le corps étranger a fait cavité close,
l'ulcération s'est constituée, et aux accidents purement
mécaniques des premières crises succèdent et se sub-
stituent cette fois les lésions toxiques et infectieuses.

Dans un deuxième groupe, les malades racontent
qu'ils ont eu également une crise qu'on reconnaît nettement, à l'interrogatoire, être une crise d'appendicite
aiguë. L'accès a été encore plus dramatique que dans les
cas dont nous venons de nous occuper. Il y a eu des vomissements porracés, du ballonnement du ventre, de
l'élévation de température, un état général très alarmant
pendant quelques jours, puis, sous l'influence d'un
simple traitement médical, ces malades ont guéri, et ils
viennent consulter le chirurgien parce qu'ils ont un peu
de douleur dans la fosse iliaque droite. Chez ces malades
il n'y a eu qu'une seule crise, mais très grave, d'appendicite aiguë. Quand on les examine au moment où ils
viennent consulter le chirurgien, on ne constate qu'un
peu de douleur à la pression avec une paroi abdominale
souple. Pas de température.

Notre maître, M. Tuffier, pense qu'un grand nombre
d'appendicites opérées dans ces conditions sont des appendicites guéries. Dans leur crise initiale, les malades
ont gangrené, détruit leur appendice. Celui-ci est réduit
ensuite à un petit cordon fibreux imperméable, sclérosé,
emprisonné dans des adhérences. Ces dernières sont
seules cause des accidents douloureux accusés par ces
malades. Ce que l'on croit être des appendicites à répétition n'est constitué par autre chose que par des tiraillements et des coudures dans la région iléo-cæcale.

M. Tuffier cite des cas où des malades ont été opérés par lui d'appendicite aiguë, avec appendicectomie : ces malades continuant à souffrir ont consulté différents chirurgiens qui, ignorant l'opération faite précédemment, ont conclu à un reliquat d'appendicite, et proposé une intervention. Les adhérences existant au niveau de l'ancien foyer pouvaient donc seules être incriminées dans la genèse de ces accès douloureux.

À ces malades nous ne conseillerons pas l'opération : de simples massages, des douches pouvant amener la résolution des adhérences et la disparition des accidents douloureux.

MODE D'INTERVENTION

Nous ne nous attarderons pas à ce chapitre des interventions dans les différentes formes d'appendicite : le cadre de ce travail et le but que nous nous sommes proposé ne le comportent pas. Il nous suffira de mettre en relief quelques détails intéressants et très discutés par les auteurs.

I. — *Appendicite avec péritonite généralisée.*

La laparotomie sera médiane ou latérale suivant les cas. On préférera l'incision sur la ligne médiane dans les cas où le diagnostic pourra laisser quelques doutes : ce mode d'intervention permet d'ailleurs la recherche facile de l'appendice.

Il sera souvent utile de pratiquer une ou deux autres incisions dans la fosse iliaque, pour drainer plus largement la cavité péritonéale.

II. — *Appendicite avec abcès péricæcaux.*

Deux conditions différentes se présentent :
Ou bien le foyer purulent est largement enkysté et la

collection fait corps avec la paroi. Dans ce cas, il n'y a pas de doute: la collection doit être abordée franchement, la cavité péritonéale étant sûrement protégée par une zone d'adhérences;

Ou bien les adhérences avec la paroi n'existent pas. Il faut pour aborder une collection profonde passer à travers la cavité péritonéale.

Suivant la majorité des auteurs, il est bon, dans ces cas, d'aborder la collection par voie sous-péritonéale, en décollant jusque derrière le cæcum le péritoine pariétal: l'abcès est ainsi évacué sans risques d'intéresser la grande cavité péritonéale.

M. Poirier, en 1899, avait préconisé ce procédé à posteriori. Dans sa dernière communication à la Société de chirurgie, il dit l'avoir complètement abandonné. Cet auteur considère qu'il n'y a aucun danger à traverser la grande cavité péritonéale: il n'a « aucun souci de l'épargner ». Il va toujours à la recherche de l'appendice et le résèque, cette découverte dût-elle être très laborieuse et entraîner la destruction des adhérences qui limitent le foyer et protègent la grande cavité.

III. — *Appendicite aiguë sans tuméfaction, sans péritonite.*

Nous sommes convaincu que dans ces cas il faut toujours aller à la recherche de l'appendice et le réséquer. C'est la seule chance que nous ayons de supprimer le foyer où s'alimentent l'intoxication et l'infection.

———

CONCLUSIONS

I. — Les cinquante-deux cas d'appendicite opérés dans le service de notre maître, M. le D' Tuffier, pendant ces 18 derniers mois, peuvent être répartis comme suit:

a) Cas où il y a péritonite généralisée :

6 observations : 6 opérations, 4 morts, 2 guérisons.

b) Cas où il y a abcès péricæcal :

22 observations: 19 opérations pratiquées à l'entrée, 19 guérisons; une opération après temporisation, une mort ; une deuxième opération après temporisation, fistule stercorale; et une troisième opération dans les mêmes conditions, guérison.

c) Cas où il y a appendicite aiguë sans péritonite ni tuméfaction :

8 observations : 7 interventions immédiates donnent 7 guérisons; 1 temporisation cause une mort avant l'intervention.

d) Cas observés, la crise passée.

16 observations, 16 guérisons.

II. — L'appendicite aiguë avec péritonite généralisée est justiciable du seul traitement chirurgical. Malgré des

insuccès fréquents, l'intervention hâtive offre seule
quelques chances de guérison.

III. — Dans les abcès péricæcaux, il faut se rallier à
l'intervention immédiate. Le pus se vide quelquefois
dans le cæcum, l'épiploïte entre en résolution, l'appendicite passe ainsi à la période froide où elle est opérée.
Mais les risques de péritonite généralisée menacent pendant cette phase de temporisation. On les évitera en
intervenant tôt, de même que seront rendues moins fréquentes les complications: phlébite avec embolie, fistule
stercorale, foyers secondaires de suppuration.

IV. — L'appendicite aiguë doit être opérée sitôt diagnostiquée. La temporisation est dangereuse. Le diagnostic de ces appendicites peut être rapidement fait.
On ne doit pas compter sur les améliorations que donne
le traitement médical: il existe des *accalmies traîtresses*
qui donnent une fausse sécurité et rendent l'intervention
souvent trop tardive.

V. — Toute appendicite observée après la crise doit
être opérée lorsque le diagnostic net d'appendicite peut
être rétrospectivement établi. Il est possible toutefois
qu'un certain nombre d'appendicites dites à répétition
soient des appendicites guéries, les douleurs étant dues
à de simples adhérences: dans ces cas on pourrait ne pas
opérer ces appendicites.

VI. — Le mode d'intervention doit être:
a) Laparotomie médiane ou latérale suivant les cas,

avec contre-ouverture large et drainage, dans les appendicites avec péritonite généralisée ;

b) Laparotomie latérale par l'incision de Roux ou de Jalaguier dans les abcès péricæcaux. On peut quelquefois aborder une collection appendiculaire par voie sous-péritonéale ;

c) Dans une appendicite aiguë, laparotomie latérale ; il faut autant que possible enlever l'appendice.

VII. — En résumé, « on meurt trop d'appendicite, » dit M. Poirier ; on diminuera le nombre des désastres en se ralliant à la formule de M. le Pr Dieulafoy : « Il n'y a pas de traitement médical de l'appendicite ; le seul traitement rationnel est le traitement chirurgical. Avec un diagnostic bien fait, avec l'opération pratiquée au moment voulu et suivant les règles de l'art, on pare à tous les accidents. »

BIBLIOGRAPHIE

TALAMON. — *Médecine moderne*, 19 juin 1890.

— Appendicite et pérityphlite. *Bibliothèque Charcot-Debove*. Paris, 1892.

DIEULAFOY. — Étude sur l'appendicite. *Bull. Acad. méd.*, 10 mars 1896.

— Appendicites. Péritonites appendiculaires. *Manuel Path. int.*, t. III, 1897.

LEGUEU. — L'appendicite. *L'Œuvre médico-chirurgicale*. Paris, 1897, n° 1.

F. BATY. — Appendicite. Traité des maladies de l'enfance, juillet 1897, t. III.

DIEULAFOY. — *Clinique médicale de l'Hôtel-Dieu de Paris*, 1897, 15°, 16°, 17° leçons.

FORGUE et RECLUS. — *Thérapeutique chirurgicale*, 2° édit., 1898, t. II.

Bulletins de la Société de chirurgie, 1890, 1892, 1893, 1894, 1895, 1896.

Société médicale des hôpitaux, 1894, 1896, 1897.

Académie de médecine (Bulletins de l'), 1896, 1897.

LEGUEU. — Traitement de l'appendicite. *L'Œuvre médico-chirurgicale*, 5 juillet 1899.

Bulletins de la Société de chirurgie, 21 mai 1901.

Traité de chirurgie Duplay et Reclus, 2° édition.

Traité de chirurgie Le Dentu et Delbet.

CHARTRES. — IMPRIMERIE DURAND, RUE FULBERT.